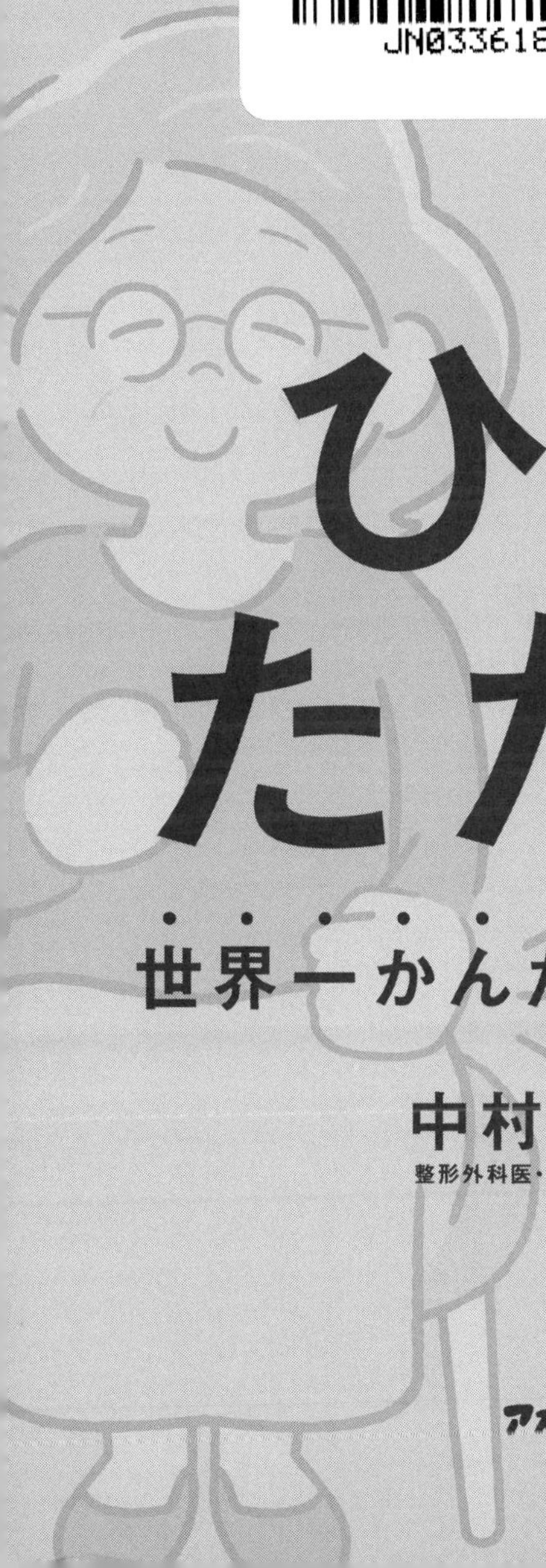

ひざたたき

世界一かんたんな健康法

中村光伸
整形外科医・美容皮膚科医

アスコム

体力をつける体力がない。
筋力をつける筋力がない。
運動したいのに、やる気が出ない。

そんな悩みを抱えた人へ。

はじめに

継続こそが最高の健康法

思い出してみてください。

これまで健康のために始めたことで、**半年以上やり続けられたものはありますか？**

どうしてこんな質問をするのかというと、**「挫折した話」を本当によく聞く**からです。例えばこんな話を聞くと「そうですよね」と共感してしまいます。

「定年退職して家にいることが増えて、体力の衰えを感じるようになりました。何か運動しないとまずいかな、と思って最初ははりきってスポーツジムに入会したんです。でも行ってみたら、**軽いウエイトでも想像以上につらくて、慣れる前に通うのが億**

劫になってしまって……。次第に足が遠のいて、お金ももったいないので、2カ月くらいで退会しました。

まずは自分のペースでできることから、と思い直して次はジョギングに挑戦しました。好きなときにできるし、お金もかからないし、気持ちがいいですしね。でも、すぐに足を痛めてしまいました。すると、天気が悪いとか、ジャージを洗濯し忘れていたとか、ちょっとしたことでやらなくなってしまうんですよね。

家には、着けるだけの腹筋マシンもありますよ。さすがにこれなら、と思って買ったのですが、意外と充電が面倒くさくて結局使わなくなったり。テレビで観たストレッチなんかも、すごい！　と思って真似するんですけど、すぐに成果が出てこないと飽きちゃいますね。あと腰や肩を痛めてやめたり。

唯一続いているのが、市販のサプリメントを飲むことくらいです。運動は大事だと医者にも言われます。でも今すぐ病気や異常がないと、どうしてもやる気が続かないんです」

他にも〝挫折あるある〟はたくさんあります。特に、**流行りの健康法は思わず飛びついてしまうものの、すぐにやめてしまう**人が少なくないようです。

「ルームランナーが荷物置き場になってます！」
「ぶら下がり健康器って、ハンガーですよね？」
「朝バナナ、１カ月で飽きちゃいました……」
「エクササイズのＤＶＤ、キツいし再生するのが面倒でもう観てない」

せっかく健康のために始めたのに、**つい忘れる、飽きる、面倒になる。**

「**わかっちゃいるけど、続かない**」のが多くの人の本音ではないでしょうか。

覚えていますか？　今でもやっていますか？

ブームになった健康法

1970年代～90年代
懐かしの健康法

- スタイリー
- ぶら下がり健康器
- エアロビクス
- ルームランナー
- 紅茶キノコ
- ダンベル体操

2000年代～2010年代
最近の健康法

- 朝バナナ
- バランスボール
- コアリズム
- アブトロニック
- 糖質制限
- ロングブレス
- ビリーズブートキャンプ
- 加圧トレーニング
- 巻くだけダイエット
- カーヴィーダンス
- プチ断食

私がこの本で伝えたい大切なことは、「〝継続〟こそが最高の健康法」だということです。

どんなにすごい健康法も、続けなければ結果は出ません。反対に、**一見すると地味なことでもコツコツと続ければ効果が現れてきます。**

インターネットやテレビ、雑誌で紹介される健康法は「かんたんで効果抜群」とうたうものばかりです。しかし効果が出るまで続けられるかどうかはあなた次第で、**「続け方」までは意外と教えてくれません。**

疲れているときでも、気分が乗らないときでも、時間がないときでも、続けられるイメージが持てるかどうか。とにかく確実に続けられることから始めてみましょう！

注目を集めている若返りホルモンとは？

では**確かな効果が期待できて、圧倒的に続けやすいこと**はないのでしょうか？

どこかに通う必要もなく、筋力や体力に自信がなくてもできて、ケガをするリスクも少なく、時間も場所も選ばない。誰でも一生続けられるような、どんなトレーニングや体操よりも、もっともっとかんたんな方法……そんな**今までにないくらいかんたんな健康法を考えた末に行き着いたのが、この本で紹介する「ひざたたき」です。**

ヒントは「骨」にありました。

私は整形外科医、美容皮膚科医として日々患者さんと接しています。高齢の患者さんは筋力や骨が衰えていることが多いので、「骨が健康の土台ですよ」「少しでも骨を鍛えましょうね」とお話しします。

詳しくは本編で解説しますが、骨を鍛えるには軽くたたいたりして衝撃を加えるのが効果的です。

実はこの「たたくだけ」のやり方に、**骨を鍛えるだけでなく、認知症や糖尿病を予防したり、脂肪を減らすなど、非常に幅広い効果が期待できる**ことがわかってきたのです。

ここではポイントだけをお伝えしますが、効果の秘密は**「若返りホルモン」といわれる「オステオカルシン」「オステオポンチン」**にあります。

オステオカルシンはＮＨＫの連続テレビ小説『おかえりモネ』のなかで出てきたので、ご存知の人もいるかもしれません。坂口健太郎さん演じる菅波先生が「記憶力の向上が期待できる」と語っていました。

この若返りホルモン、**他にも多くのポジティブな効果をもたらすことが最近の研究で明らかになってきています。**

「ひざたたき」で全身が元気に！

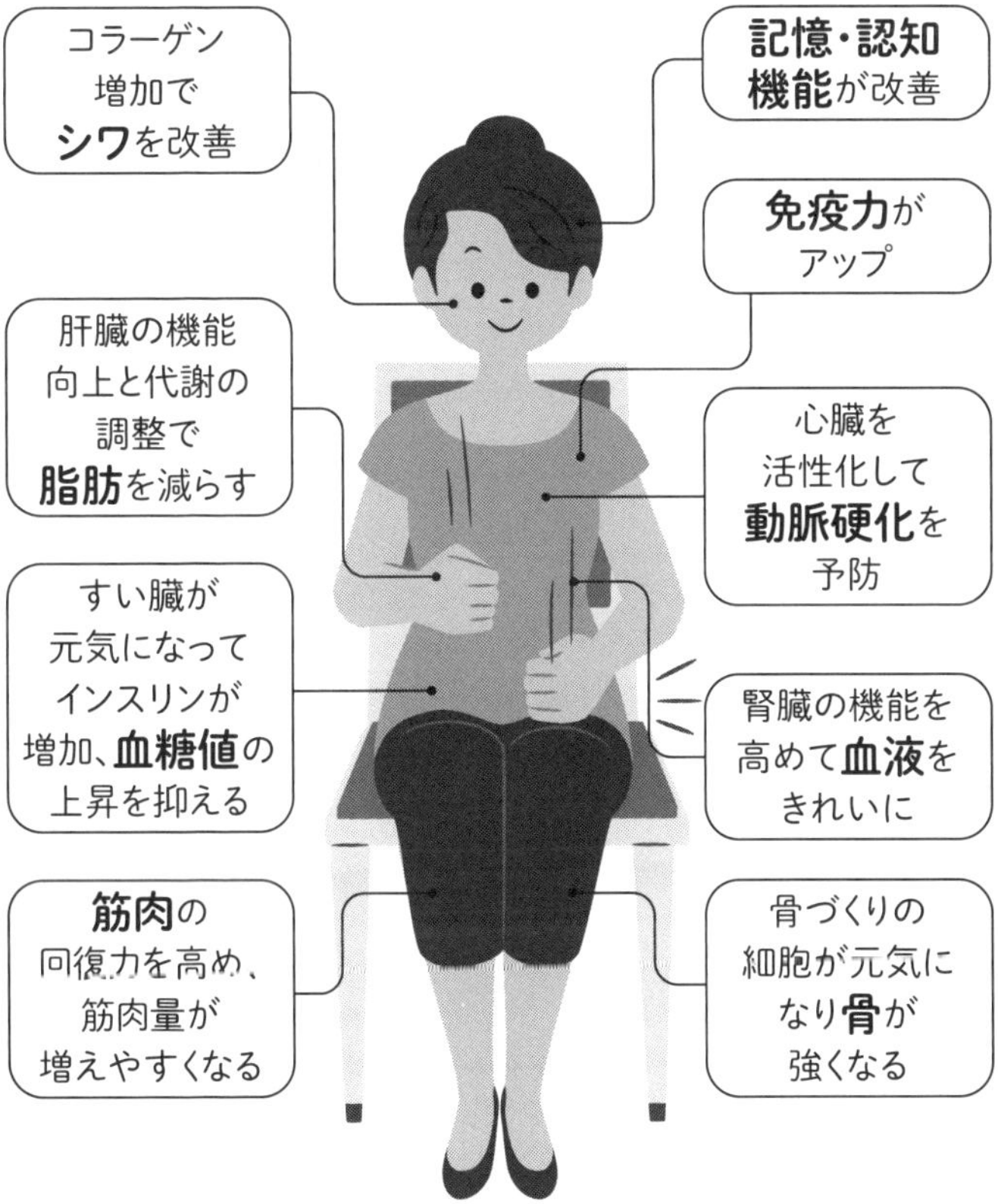

コラーゲン増加でシワを改善
記憶・認知機能が改善
免疫力がアップ
肝臓の機能向上と代謝の調整で脂肪を減らす
心臓を活性化して動脈硬化を予防
すい臓が元気になってインスリンが増加、血糖値の上昇を抑える
腎臓の機能を高めて血液をきれいに
筋肉の回復力を高め、筋肉量が増えやすくなる
骨づくりの細胞が元気になり骨が強くなる

実は骨というのは、単なる硬いかたまりではありません。生きた細胞でできていて、ホルモンの分泌を通して体のいろんなところに元気になるメッセージを送る、いわば臓器なのです。

骨が大切だとは知っていても、そんな役割があることは知らなかった、という人も多いのではないでしょうか。

でも、ひざをたたくだけで若返りホルモンが本当に増えるのか、疑問もありました。そこで**実際にクリニックの患者さんに「ひざたたき」をやってもらったところ、たしかにオステオカルシンの分泌量がアップしていました。**

1日合計100回の
「ひざたたき」を2カ月間続けると、

オステオカルシンが
約20%アップ

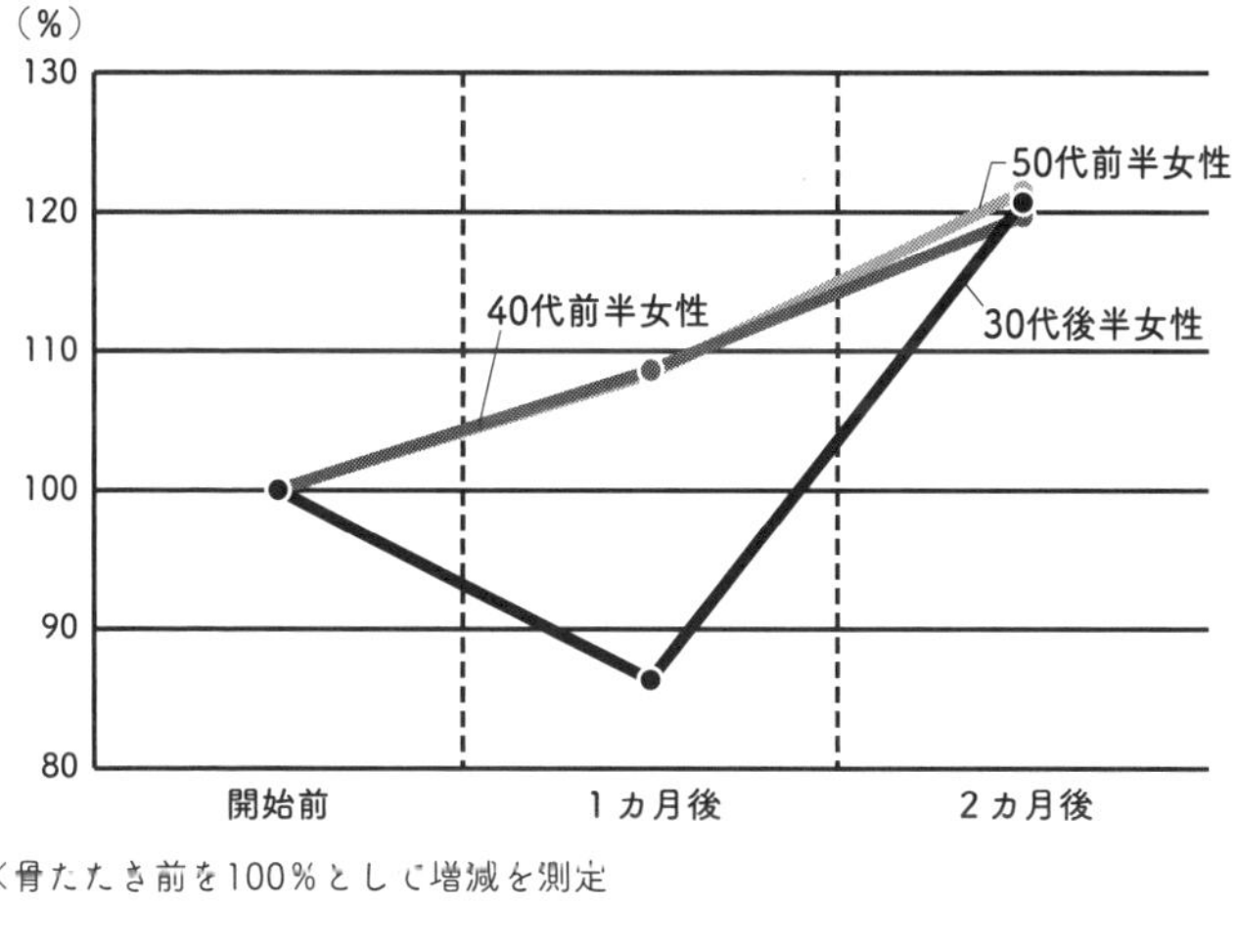

※骨たたき前を100%として増減を測定

面倒な準備や難しい練習は何も必要ありません。着替えたり出かけたりしなくてもいいし、場所や時間に縛られることもありません。

あなたの毎日の生活スタイルを想像してみてください。運動やストレッチは無理でも、**ただ座っている時間をちょっと「ひざたたき」の時間にするくらいなら、できそうなイメージがありませんか？**

座ったついでにひざをトントントン。

テレビを観ながらひざをトントントン。

友達や家族とおしゃべりしながらひざをトントントン。

頑張って運動をしなくても、たったこれだけであなたの体には若返りホルモンが分泌されます。

座っている時間を健康に活かせる!

日本人は1日に
平均7時間も座っている!

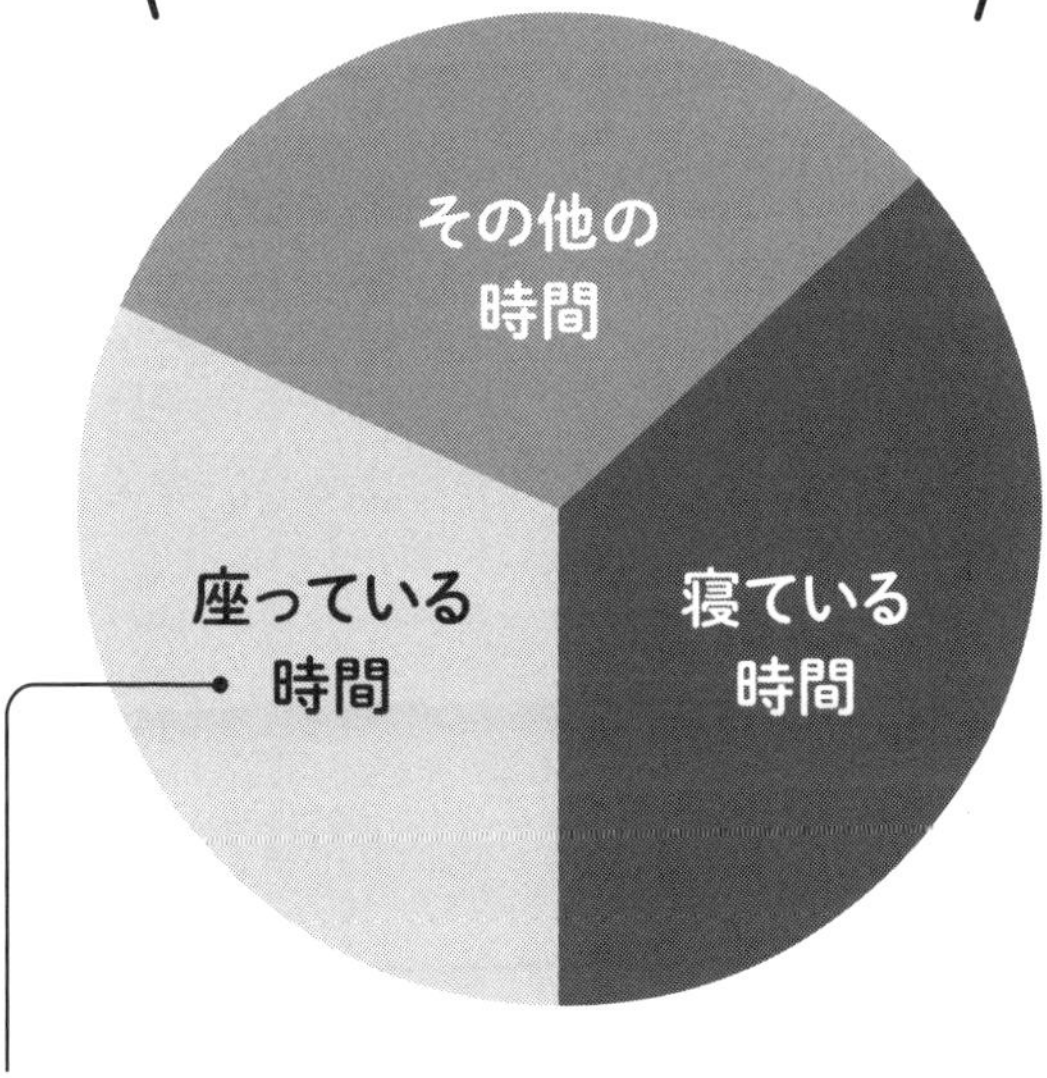

これだけ「ひざたたき」をするチャンスがあります。

日常生活のいろいろな場面を「若返りホルモン」を出す時間に変えよう！

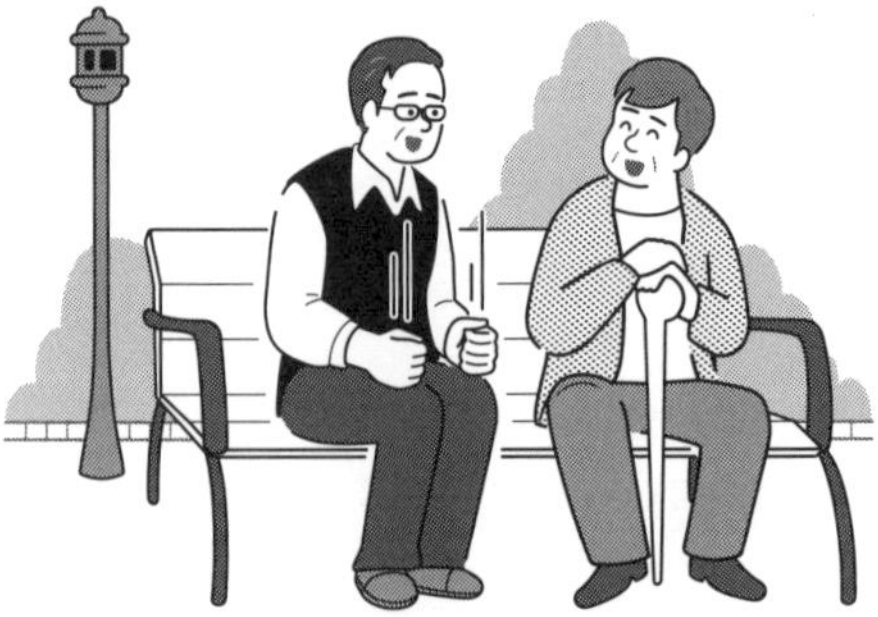

おしゃべりしながら

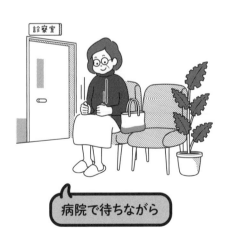

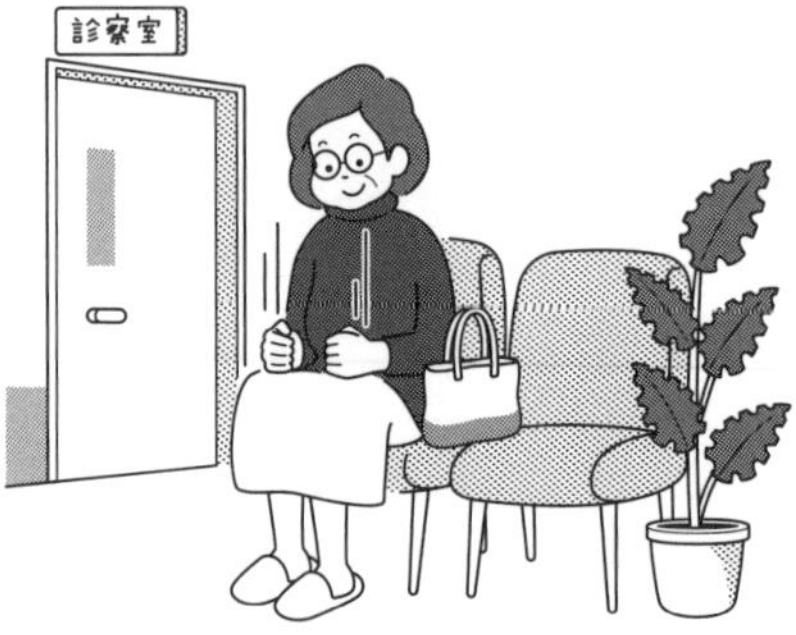

病院で待ちながら

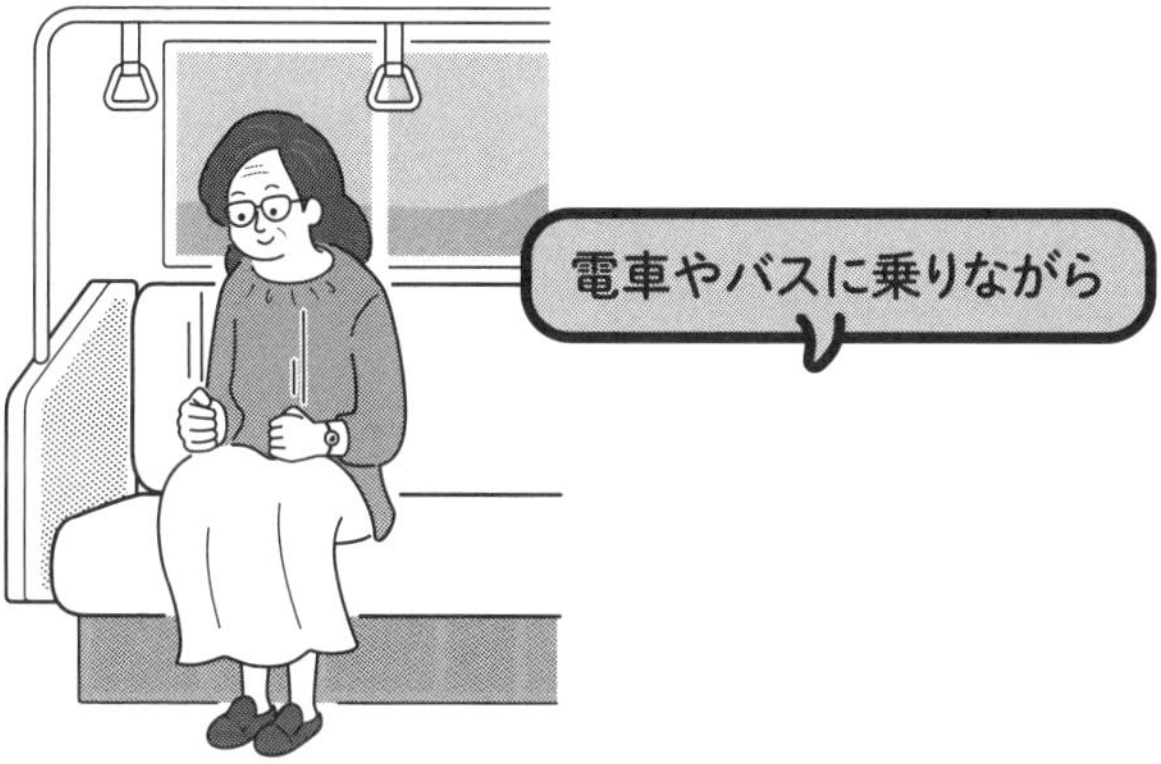
電車やバスに乗りながら

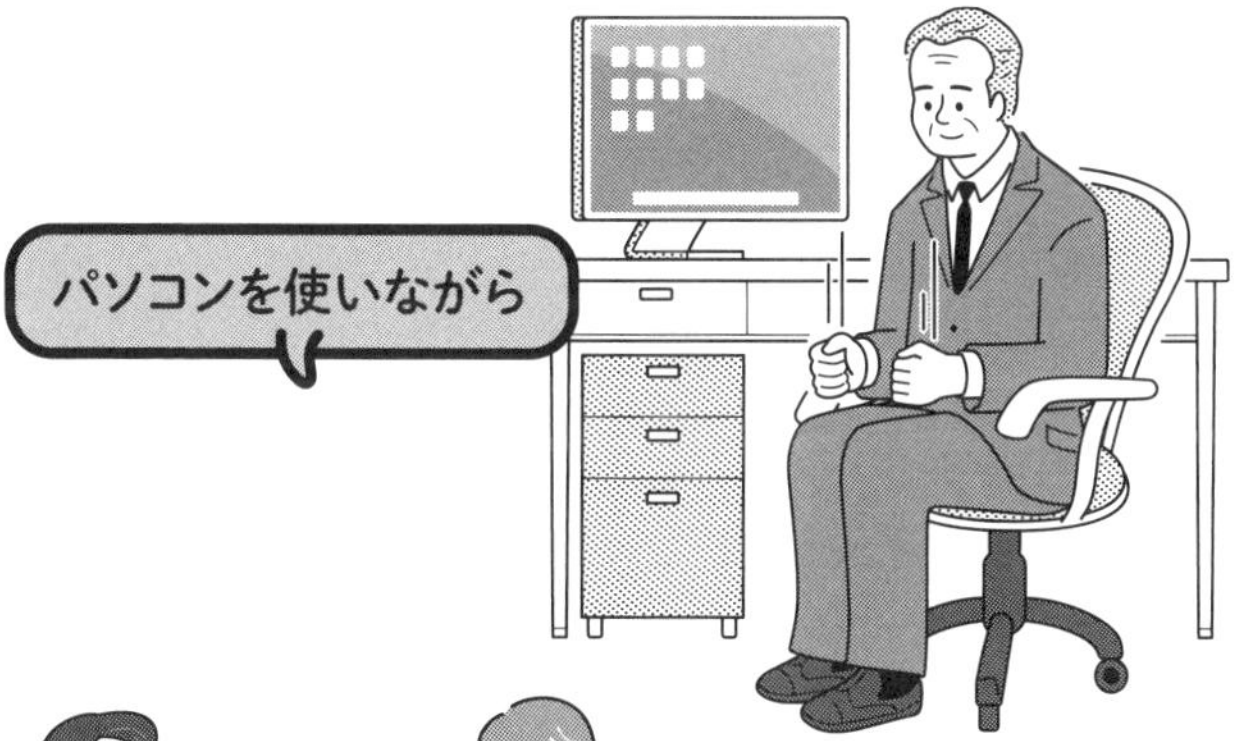
パソコンを使いながら

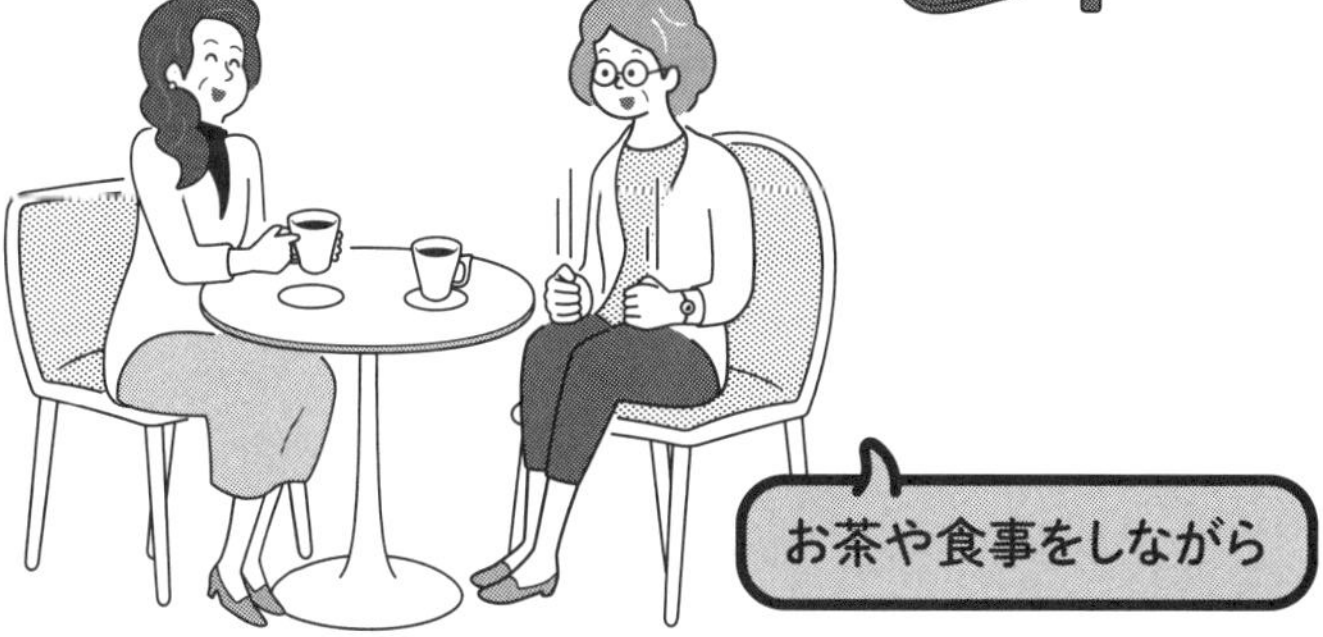
お茶や食事をしながら

「続ける習慣」から健康意識が変わる

誤解のないようにお伝えしておくのですが、「ひざたたき」さえやっていれば万事オーケーというわけではありません。筋トレやストレッチなどの運動ができるのであれば、ぜひ並行して続けていただきたいと思います。

「ひざたたき」のとてもいいところは、これまで運動習慣がなかったり、どんな健康法も続かなかった人に**「続ける習慣」が一つできる**ところです。

どんなにかんたんなことでも、何かを続けられたり、習慣化できたりしたことは、確かな成功体験になります。その**成功体験から、「次はアレをやってみよう」「今度はコレもできるはず」と、どんどん意識が広がっていく**可能性はおおいにあります。

また、「ひざたたき」をやったら、そのついでに「ちょっと体操でもしようかな」「軽くストレッチもやっておこうかな」と**他の運動のきっかけになる**こともあります。

繰り返しになりますが、継続こそが最高の健康法です。

どんな健康法よりも始めやすく続けやすい「ひざたたき」を入り口にして、ぜひ、**もっと好きな運動や楽しい健康習慣を見つけていただきたい**と思います。

第1章 新しい健康習慣を身につける秘訣

第2章

〝やめない工夫〟が詰まった世界一かんたんな健康法「ひざたたき」

第3章

足腰も骨も内臓も元気に！「ひざたたき」のすごい効果

第4章

さらに若返りホルモンを増やす習慣

第5章

ひざたたきで一生自分の足で歩ける体になる

第6章

生活習慣から骨を強くする

第1章

新しい健康習慣を身につける秘訣

歯磨きはするのに、運動が続かないのはなぜ？

健康のためとなると、ついついやらない理由が先行する

この本では、もっともかんたんで続けやすい健康法として「ひざたたき」を紹介していきますが、ここではまず、どうして「ひざたたき」が続けやすいのかをお伝えします。

もしあなたが、過去に何かの健康法で挫折した経験があるとしたら、「ひざたたき」なら続けられる理由に納得できるはずです。

もちろん、早く「ひざたたき」のやり方を知りたい人は、次の章から読んでいただいても大丈夫です。

さて、一つ質問です。

あなたは今日の朝、歯磨きをしましたか？

おそらく読者のほぼ全員が「した」と答えるでしょう。

歯磨きは、虫歯を防ぎ、口を健康に保つための習慣です。

子どもの頃は面倒だと思っていたかもしれませんが、毎日繰り返すうちに、考えなくても実行する「習慣」になっていきます。

必要に迫られてやるのではなく、直ちに問題がなくても当たり前のようにやる習慣。これが「健康の維持」や「予防」には不可欠です。

では同じように、体の健康を保ったり、生活習慣病を防いだりするためにジョギングをしましょうと言われたら、どうでしょうか？

歯磨きのように当たり前に実行するイメージは、わきにくいのではないかと思います。

健康診断や人間ドッグの問診で「バランスの良い食事と適度な運動を心がけましょう」なんて、よく言われます。

でも、それができたら苦労しないと思ってしまうのが人情。「今、病気なわけじゃないから、いいや」「本当に危険になったら、やるはず」などと、**ついついやらない理由が先行してしまいます。**

健康の維持や予防のためにこれまでの習慣を変えたり、新しい習慣を身につけたりするのは、誰であっても難しいことなのです。

「やるぞ！」と決めた運動がすぐ面倒になる納得の理由

やる気がなくなるのは脳の省エネ機能のせい

できればずっと健康でいたい。運動は絶対にしたほうがいい。

頭ではわかりきっていても、習慣化できないのはなぜでしょうか。

「自分がだらしないからだ」

「自分の意志が弱いせいだ」

こんな風に考えてガッカリしたあなた。あまり肩を落とすことはありません。そもそも**私たちの脳は、急激な変化を好まない**といわれているからです。

アメリカのデューク大学の学者が２００６年に発表した論文によれば、**人間の行動の45%は習慣**だとされています（＊1）。

朝起きたらなんとなくテレビをつける。出かけるときは自然に財布とスマホ、鍵を手に取る。帰宅したら手を洗う。あなたも1日を思い返してみたら、考えなくともやっている行動がたくさんあるはず。

このように**私たちの普段の行動の半分近くが、その場で「やるぞ」と決めたことではなく、無意識に行っていること**だというわけです。

物事を無意識に行うようになるのは、**脳がエネルギーを節約するため**だといわれています。

脳が何かを考えて決断するためにはエネルギーが必要です。しかしできるだけ余計なエネルギーは使わないようにしたい。そこで、**何度も繰り返し行っていることについては、その行動を自動化（習慣化）してしまって、決断に使うエネルギー消費をカットしようとする**のです。

あれこれ考えたり、決めたりしないといけないことは、なんだか疲れるし面倒ですよね。

アップルのスティーブ・ジョブズがいつも同じ黒いタートルネックのニットとジーンズを身につけていたのは有名ですが、あれも服を選ぶ余計なエネルギーの節約になっています。

そんな仕組みがあるので、小さい頃から繰り返し行っている歯磨きや手洗いは、いつのまにか無意識で行う習慣になります。また、あまりよくないことですが飲酒や喫煙も繰り返しによる習慣です。

こうして長い時間をかけて習慣化したことは、今度は逆にやめるのが難しくなります。

新しい習慣を始めるにせよ、長く続いた習慣をやめるにせよ、いずれにしても脳は急激な変化に抵抗するのです。

朝の運動が面倒臭くなる仕組み

さて、運動習慣に話を戻しましょう。

これまでまったく運動習慣のない人が、明日から毎朝ジョギングすると決めたとしたら、どうなるでしょうか。

普段なら、朝起きて、顔を洗って歯を磨いて、着替えて朝食を食べて……という習慣なのに、新しくジョギングが入り込んできます。

すると、**これまではなかった決断が発生**します。

歯を磨く前にジョギングに出ようか、後にしようか。食事の前がいいか、後がいいか。ジャージにしようか、短パンにしようか。どのコースを走ろうか。どのくらいの距離を走ろうか。

考えることがちょっと増えただけで、途端に面倒になってきますよね。「明日からやるぞ！」とそのときはものすごく気分が盛り上がったのに、いざ翌朝になってみると「なんだか面倒くさい……」と感じてしまうことは誰にでもあると思います。

こうなると**「やっぱりやめた」と投げ出してしまうのは実にかんたん**です。

雨が降っているから、ちょっと調子が悪いから、今日は忙しいから、スポーツウェアがないから……など、何か理由があれば、あっさりと普段通りの生活に戻ってしまいます。

習慣化できる人とできない人の決定的な違い

運動の習慣化には91日も必要？

歯磨きが習慣になっているのは、嫌でも（親に怒られたりしながら）ずーっと繰り返してきたからです。

同じように、**運動を習慣化するにも反復が必要**になります。

たった一度「やるぞ！」と覚悟を決めて走ったとしても、何度も繰り返さない限りジョギングは習慣にはなりません。次の日も、その次の日も「やるぞ！」という覚悟が必要で、自然にジョギングに出かけられるようにはならないでしょう。

では、**どのくらい繰り返せば、習慣ができるのでしょうか？**

習慣化に関するおもしろい研究があるので、２つ紹介しましょう。

一つは、ロンドン大学のピッパ・ラリー博士が行った研究です。

この研究では96人の学生を対象に、**新しい行動が習慣になるまでに要した期間**を計測したそうです（＊2）。

結果は全体の平均が66日。

しかし取り組んだ内容によって期間に差があり、**体にいいものを食べる習慣ができたのは平均で約65日、同じく飲む習慣はもう少し短くて約59日、そして運動は逆に長く約91日**でした（参考：『やり抜く自分に変わる　超習慣力』ウェンディ・ウッド著、ダイヤモンド社）。

つまり**単純な行動は習慣化するまでの期間が短く、複雑な行動の習慣化にはより時間がかかる**ということ。

バナナを食べるだけとか、サプリを飲むだけならば比較的早く習慣化できますが、ジョギングや筋トレを習慣にするには、3カ月くらいの継続を要するんですね。実感値ともなんとなく近い気がします。

もう一つは、頻度に関する研究です。

2015年にビクトリア大学で行われた研究では、**ジム通いが「習慣化できた人」と「できなかった人」の違いは、行動の頻度**だったと報告されています（＊3）。

研究によると、男女111人のスポーツジム入会者の行動を12週間にわたって追跡したところ、**6週目を過ぎる頃から、継続する人とサボってしまう人の差がつき始めた**といいます。

彼らの違いはなんなのか？　分析してみると、「週4回以上取り組んだ人」は6週目以降も通い続け、「週3回以下しか取り組まなかった人」は6週目を過ぎると脱落する確率が高かったそうです。

週4回以上の実行が、習慣化に有利に働いたということですね。

さて、ここまでを読んで、いかがでしょうか？

そもそも脳は新しい行動を嫌がる。

しかも、それを頑張ってやったとしても、91日間続けたり、週4回以上取り組んだりしないと、習慣になりにくい。

そう考えると、一見かんたんそうな健康法や、装着するだけの健康器具でさえ、多くの人が挫折してしまう理由がわかると思います。

もしあなたに挫折した経験があったとしても、それは特別にあなたがだらしないのではなく、ごくありふれたことなのです。

ズボラな人でも健康法を習慣化する3つの秘訣

ちょっと後ろ向きの話が続きましたが、ここからはワクワクするようなポジティブな話をしていきましょう！

運動の習慣化がなかなか難しいことがわかったところで、ではどうすれば習慣化できるのかを3つの秘訣としてまとめました。

①とにかく単純な行動にする

1つ目は、とにかく単純な行動にする。

ロンドン大学の研究では、単純な行動ほど習慣化までの日数が短いことがわかりました。また、脳は考えたり判断したりするエネルギーが必要な新しい行動を嫌がります。

ですから、当たり前ですが、**新しく身につけたい健康法は単純であるに越したことはありません。**

例えば、起きたらとりあえずテレビをつけたり、ついスマホを見てしまったりする習慣がありませんか？　これらは、**なんの苦もなくできることなので、かんたんに習慣化してしまう**のです。

運動も同じです。**できるだけ考えることや条件、制約が少ないほうが、習慣化には有利**です。

例えば、こんなことです。

【どんな服装でもできる】＝着替えなくてもいい
【どこでもできる】＝ジムやプールに出かけなくていい
【いつでもできる】＝時間を決めたり予約したりしなくていい
【身体ひとつでできる】＝道具がいらない
【動作がかんたん】＝やり方やルールを覚えなくていい

反対に、スポーツウェアやシューズが必要だったり、ジムを予約しないといけなかったり、器具の準備が必要だったり、細かいやり方を指導されたりすると、どんどん面倒になります。

これらのうちのどれかがハードルになって、いつか挫折してしまうことが容易に想像できるでしょう。

②びっくりするほどかんたんにクリアできる目標にする

「よし、毎日5キロ走ろう！」
「腕立て伏せ30回、腹筋30回を日課にするぞ！」

こんな風に、**いきなり高い目標を立てる人は挫折しがち**です。

たしかに、わかりやすい成果を出すには、運動にもそれなりの強度が求められます。例えば1カ月で体重を10キロ落とすなどの成果が目的であれば、多少無理をしてでも〝荒療治〟が必要でしょう。

しかし長い目で見て健康のために行う運動の場合は、「今日も5キロか……つらいな」などと感じて続かなくなってしまっては、元も子もありません。

大切なのは続けること、つまりやめないことですから、楽勝でクリアできる目標で

構わないのです。

ジョギング1キロでもいいし、5分の散歩でもいいし、3回の腹筋でもいい。それこそ「ひざたたき」なんて、「こんなことでいいの?」と思うくらいかんたんですが、**そのウソみたいな〝かんたんさ〟に価値があります。**

そんな程度では意味がないんじゃないの? と心配になる人もいるかもしれませんね。でも**高い目標を掲げて結局ゼロで終わるよりも、ほんのわずかでも地道に続けたほうが、はるかに意味があります。**

しかも、それだけではありません。**とりあえずやってみることには、「作業興奮」の効果も期待できます。**

みなさんも、少し部屋の掃除をしたら、なんだかんだと隅々まで掃除してしまった、という経験はないでしょうか?

人は少しでも行動すれば、なんとなくやる気が出てしまうことがあるのです。

ですから、行動の入り口から高い目標を立ててしまうのは悪手。

かんたん過ぎるくらいがちょうどいいと思います。

１キロ走ればいいと思って走り出したら、なんだか気持ちよくて３キロくらい走ってしまった。腕立て伏せを５回くらいやったら、ついでに腹筋も５回やっておきたくなった。こんな風に、楽々クリアできる入り口が、作業興奮によってよりよい行動を促すことにもなるのです。

③「ながら」でできることにする

習慣化ではよく、すでにある習慣と紐付けすると新しい習慣が身につきやすいといわれます。

コロンビア大学のハイディ・グラント教授は、その手法を「**イフ（if）ゼン（then）プランニング**」と名付けているそうです。

かんたんにいうと「もし●●をしたら、そのとき△△をする」という条件付けのこと。例えば、こんな感じです。

「食事をしたら歯を磨く」
「入浴したらストレッチをする」
「トイレから出たら、肩を回す」……

たしかに、**何かきっかけがあったほうが、忘れずに実行できそうですし、なんとなくついでにやろうという気になります。**

でも、**もっといいのは「ながら」でできることです。**

例えば、「音楽を聴きながら」ジョギングをする人がいます。単にジョギングが退屈だから音楽を聴く人もいるでしょうが、走りながら音楽を聴くこと自体が楽しみになっている場合もあるでしょう。音楽を聴くことで足の運びがスムーズになっていると感じる人もいるでしょう。

夫婦でおしゃべりしながら散歩する時間が楽しいとか、友達と話しながらプールでウォーキングするのが好きとか、**上手に「運動と楽しみ」をセットにすると長続きしやすくなります。**

「ひざたたき」も、テレビを観ながらできますし、友だちとおしゃべりしながらもできますから、「ながら」に最適な健康法です。

座り過ぎが健康寿命を縮める驚がくの研究結果

日本人は世界一長く座っている？

あなたは1日にどのくらい座っている時間がありますか？

食事中、テレビを観ている時間、新聞や本を読んでいる時間、パソコンやスマホを見ている時間、デスクワークをしている時間、電車やバスに乗っている時間、病院や飲食店で待っている時間。

思い返すと、かなりの時間を座って過ごしているはずです。

日本人は平均7時間！
OECD参加国でいちばん長い！

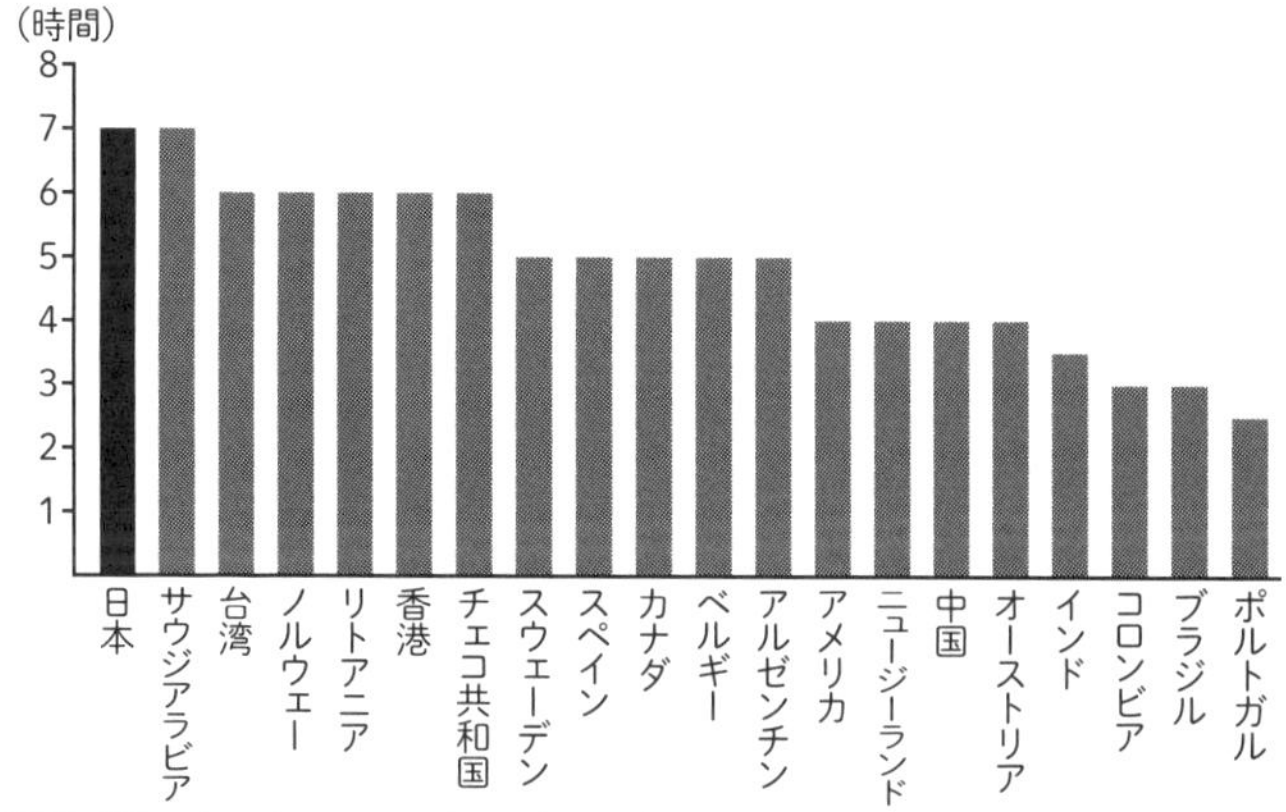

(出典:「The descriptive epidemiology of sitting. A 20-country comparison using the International Physical Activity Questionnaire (IPAQ)」)

実は**日本人の座っている時間は、世界でいちばん長い**といわれています。

少し古いデータですが、2011年にOECD参加20カ国を対象にした調査では、**日本人が1日に座っている時間は平均7時間**と、調査対象国のなかで最長でした。

しかも、年齢が高くなるほど座っている時間は長くなるそうです。

座り過ぎで死亡リスクが1・4倍

長く座っていると何がいけないの？　と思うかもしれませんが、残念ながら座り過ぎは健康によくありません。

具体的には、座っている間は下半身の大きな筋肉をほとんど使わないので、血流や代謝が悪くなる危険があります。

その結果、肥満になりやすいのはもちろん、糖尿病や高血圧などの生活習慣病につながり、さらには心疾患、脳梗塞のリスクも高まるといいます。実際に２０１２年にＷＨＯは、座り過ぎが肥満や糖尿病、心筋梗塞、脳梗塞などを誘発して、世界で年間約２００万人の死因につながっていると発表しています。

また、座り過ぎが認知能力を低下させるという指摘もあります（＊４）。

さらに、シドニー大学で行われた研究によると、座る時間が1日4時間未満の人と比べて、**1日11時間以上の人は死亡リスクが約40%高くなる**とされています（＊5）。

まさに座り過ぎは万病のもと。怖いですね。

当然ながら、この座り過ぎリスクを解消するには、座っている時間を減らす、あるいは30分おきなどに立って体を動かすのがいちばんです。

とはいえ急に何時間も座っている時間を減らすのは難しいですし、まったく座らないわけにはいきません。ならば、**座っている時間がちょっとでも「ひざたたき」の時間に置き換わったら**と想像してみてください。

平均7時間もの座っている時間のうち、**たとえ10分でも15分でも、若返りホルモンを出すための時間に変わる**としたら……とりあえずやっておこうという気になりませんか？

第2章

〝やめない工夫〟が詰まった世界一かんたんな健康法「ひざたたき」

若返りホルモンを出す「ひざたたき」のやり方

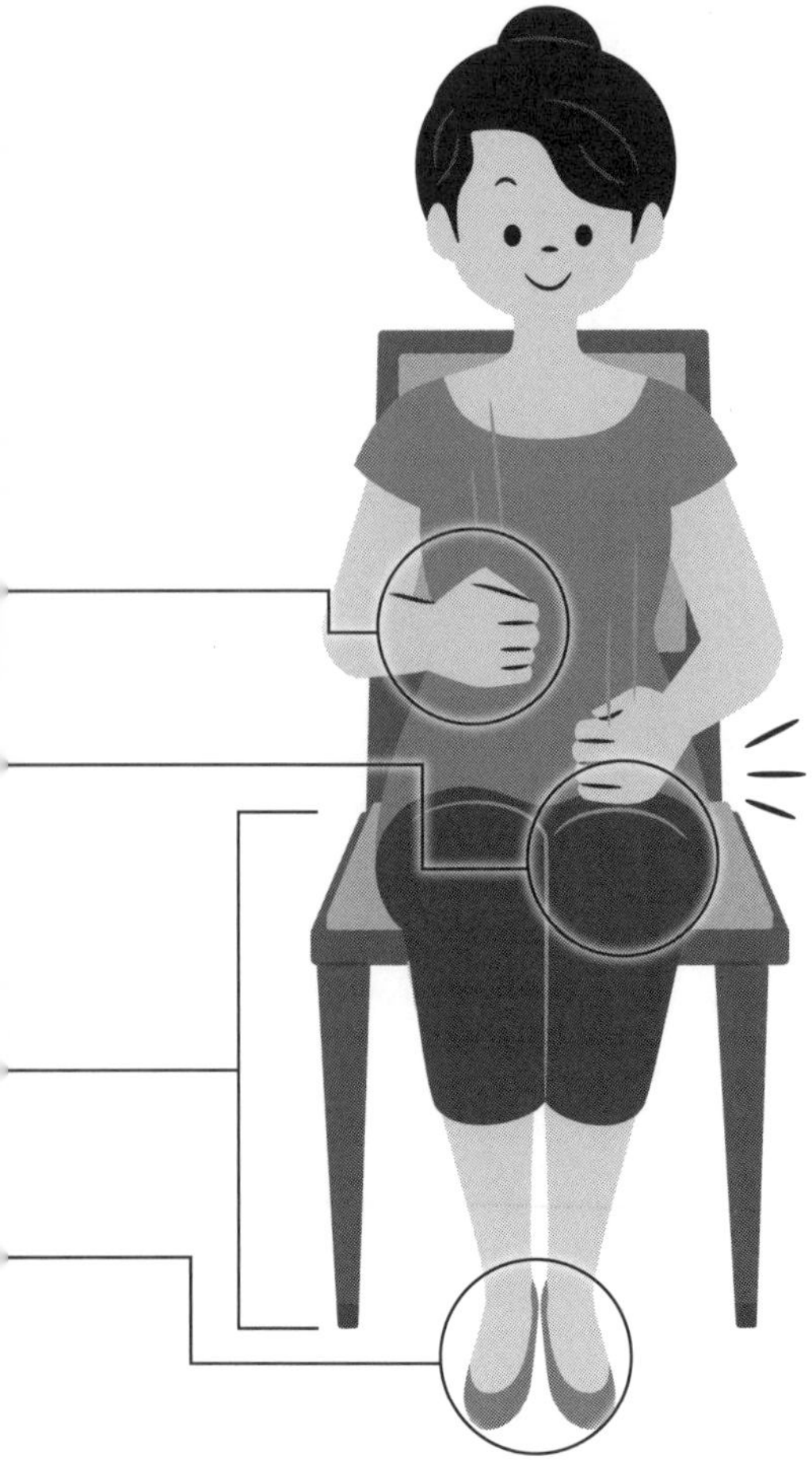

1日に右ひざ100回、左ひざ100回を目安に！
骨への刺激で若返りホルモンが増加！

※一度に100回たたくと、ひざが痛くなる人もいるのでおすすめしません。
※力いっぱいたたかなくても大丈夫。痛みを感じない程度の強さと回数でやってみましょう。

手は軽く握ってタテに

ひざのお皿ともものの間あたりを上からまっすぐたたく

ひざから下はなるべく床と垂直に

かかと、足の裏をしっかり床につける

イスに座り、右のこぶしで右ひざの上を、左のこぶしで左ひざの上を、交互にトントンたたきましょう。左右10回ずつで1セット。1日に合計100回ずつを目指しましょう。

効果を高める「ひざたたき」のコツ

こぶしは胸のあたりの位置からまっすぐ“落とすように”すると、ちょうどいい刺激になります。

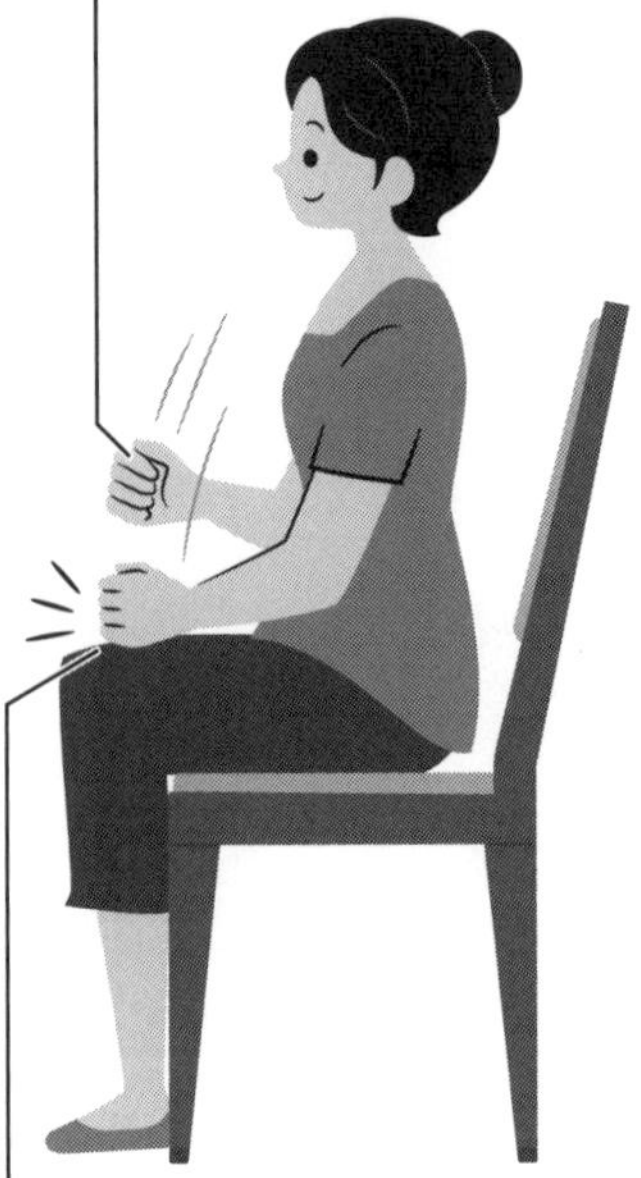

ひざのお皿を直接たたいてしまうと、ひざも手も痛くなってしまうので、注意しましょう。

注意1

背中が丸まっていると、こぶしを高い位置から落とせなくなります。
「ひざたたき」のついでに姿勢もよくしましょう!

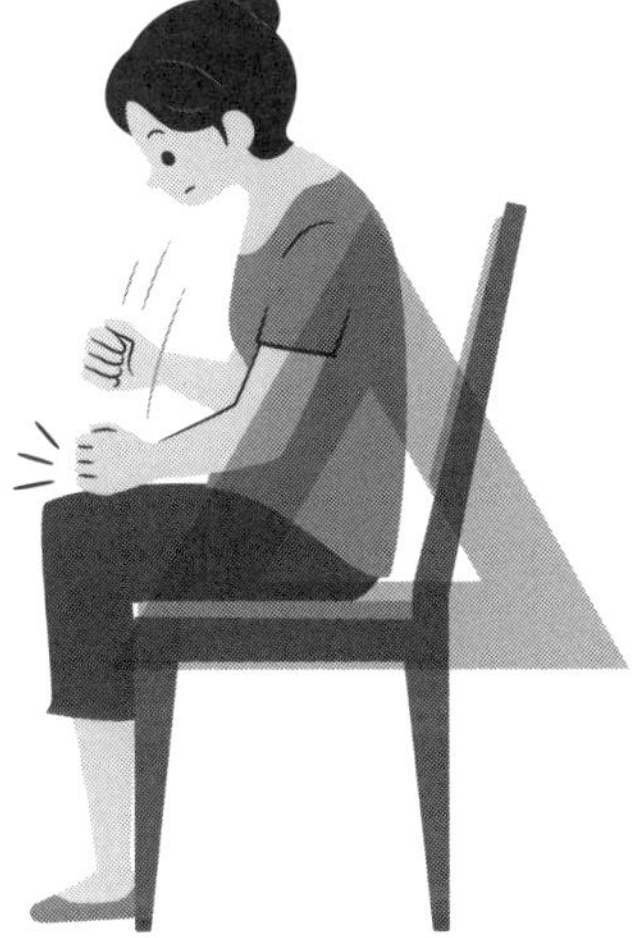

注意2

太もものあたりは筋肉が厚いので、骨に刺激が伝わりにくく、効果が小さくなりがちです。

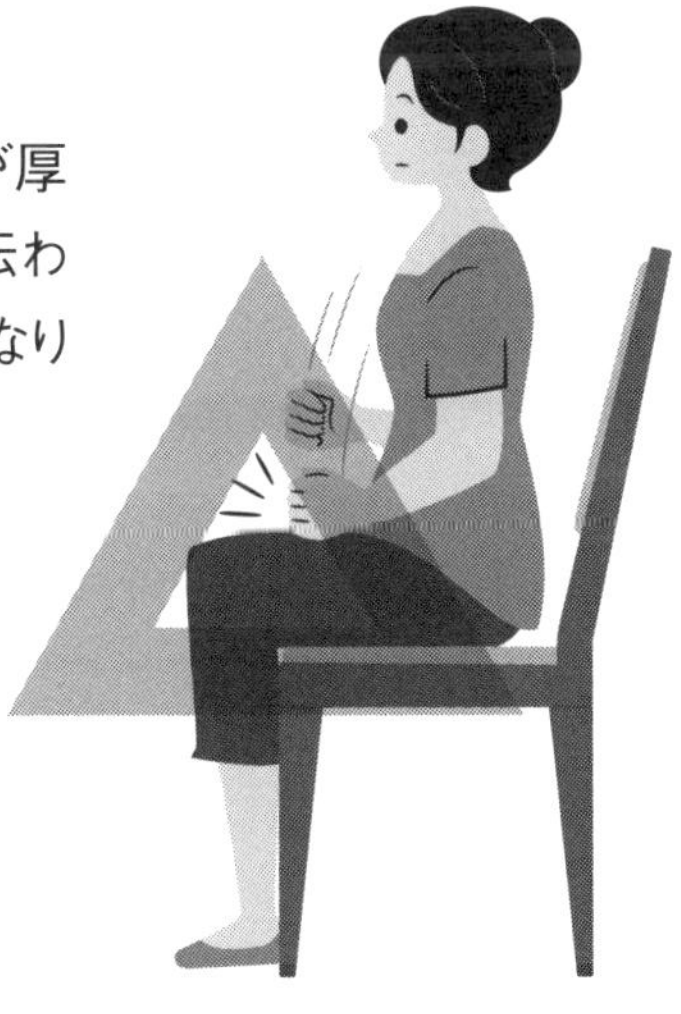

体をトントンたたくのは若返りホルモンのスイッチ

骨がつくられるときに若返りホルモンが出る

とってもかんたんな「ひざたたき」のやり方は、マスターできたでしょうか？

座ってひざをトントンたたく……これだけでなぜ健康効果があるのか、ここで詳しく解説します。

ひざをたたくことの大切な意味は、骨に刺激を与えることにあります。どうして骨への刺激が体によいのかというと、その刺激が若返りホルモンを出すスイッチになるからです。「ひざたたき」はかんたん過ぎて、筋トレのような運動の実感はちょっと少ないかもしれません。でも効果にはちゃんと裏付けがあります。少しでも骨に振動を感じたなら、それが効いている証拠です。

では、なぜ骨に刺激が与えられると、若返りホルモンが分泌されるのでしょうか？　その仕組みを見ていきましょう。

あなたは「骨」と聞いて、どんなものをイメージしますか？　硬いプラスチックのかたまりのようなイメージを持たれているかもしれませんが、骨も臓器や皮膚や筋肉と同じように細胞でできています。当然ですが骨も生きているのです。

そして「人の細胞は常につくり替えられている」という話を聞いたことがありませんか？　もちろん骨も例外ではありません。あなたの骨も、大人になって硬くなったらそのままというわけではなく、常に新しい骨につくり替えられています。

これを骨の新陳代謝（骨づくり）といいます。**古い骨が溶かされ削られる「骨吸収」と、新しい骨がつくられる「骨形成」の繰り返し**によって、骨折しにくい強度を保っているのです。

弾力のある丈夫な骨でも、古くなると次第に弾力を失って弱くもろくなってきます。そのため、古くなったところは新しくつくり替えて、もとの元気な骨に若返らせる作業が必要です。骨の状態を目で見ることはできませんが、**約5年で新しい骨に生まれ変わっているとされています。**

骨の新陳代謝は、古い骨を壊す→新しい骨をつくる→古い骨を壊す→新しい骨をつくる……という繰り返しです。このとき**骨を壊す働きをするのが「破骨《はこつ》細胞」**。**骨をつくる働きをするのが「骨芽《こつが》細胞」**です。

注目していただきたいのが骨芽細胞で、この**骨芽細胞が働いているときに、若返りホルモンが分泌されます。**

さて、この骨づくりの仕組みと「ひざたたき」にどんな関係があるのでしょうか？

40歳を過ぎると骨づくりのスピードが落ちる

骨づくりは活発なほどよいのですが、残念ながら40歳頃から少しずつ衰えてきます。骨を壊す破骨細胞の働きと、骨をつくる骨芽細胞の働きのバランスが崩れてきて、骨づくりのスピードが追いつかなくなってしまうのです。

どうにかして骨づくりをもっと活発にできないのでしょうか？　そこでカギになるのが「ひざたたき」であり、骨への刺激というわけです。

かんたんにいうと、骨をつくる骨芽細胞は、骨に負荷がかかることに反応して働きます。骨に刺激が加わるなどして負荷がかかると「もっと強い骨をつくれ」という指令が出て、骨芽細胞が頑張るのです。

骨芽細胞が働いているときに若返りホルモンが分泌されると前述しましたね。これが、「ひざたたき」をすると若返りホルモンが分泌される秘密です。

反対に、**運動不足などで骨に衝撃が加わらない生活を続けていると、どんどん骨芽細胞は働かなくなります。**特に歳をとると視力や運動能力の衰えもあり、なるべく体をいたわるようになりますから、骨への衝撃はむしろ避けるべきものになりがちです。もちろん無理して危険なことをしてはいけませんが、衝撃が少ないほど骨が弱くなり、若返りホルモンの分泌も減少してしまうのは事実です。

宇宙飛行士や水泳選手は骨が弱い？

骨への刺激がそんなに影響があるの？　骨は急に弱ったりするものではないので、いまひとつピンときませんよね。でも、こんな話を聞いたらどうでしょうか。

「ひざたたき」で
骨をつくる細胞が元気に！

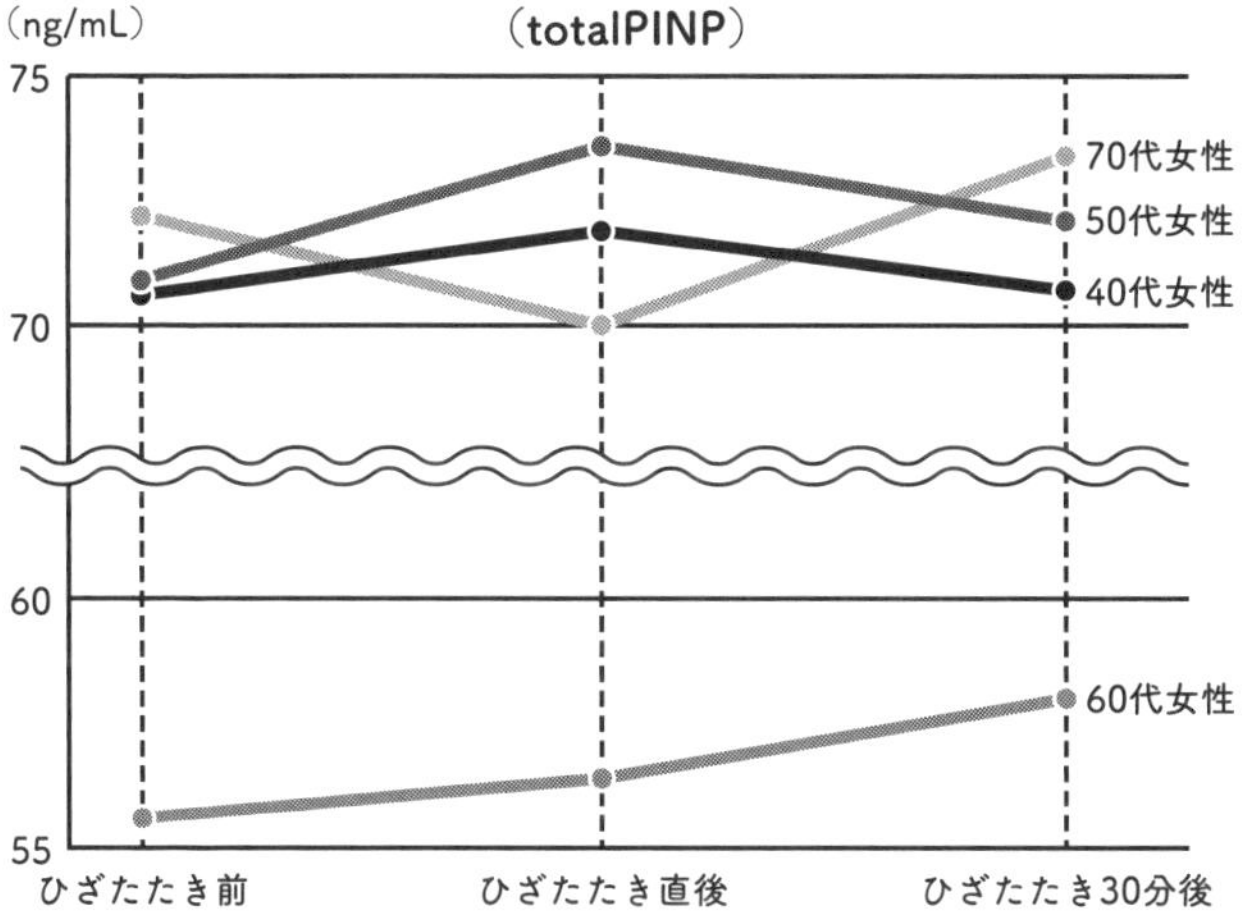

※「totalPINP」は骨芽細胞の働きを示す骨代謝マーカー

宇宙飛行士は、重力の小さな空間でしばらく活動します。そうすると骨への負荷がかからないため、骨が弱くなってしまうのです。**なんと骨粗しょう症患者の10倍もの速さで骨量が減少する**そうです（＊6）。

また、**水泳選手は、他の競技の選手と比べて骨が強くなりにくい**という研究もあります（＊7）。これもやはり、水中では骨に負荷がかかりにくいためだと考えられています。

さて、**あなたの骨は適度な刺激を受けて骨芽細胞を働かせているでしょうか？**

もし足りないなと思ったら、安全に、かんたんにできる「ひざたたき」がおすすめです。どんどん骨を強くして、若返りホルモンを分泌させましょう！

あなたは大丈夫？
骨が弱っている危険なサイン

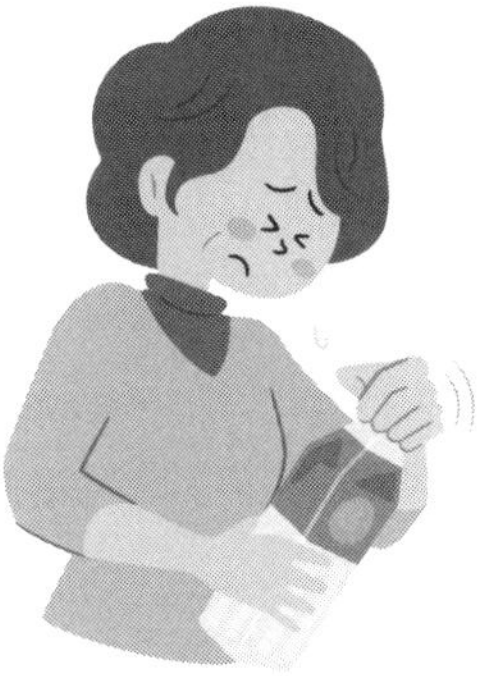

・ペットボトルのふたが開けにくい
・息切れしやすい

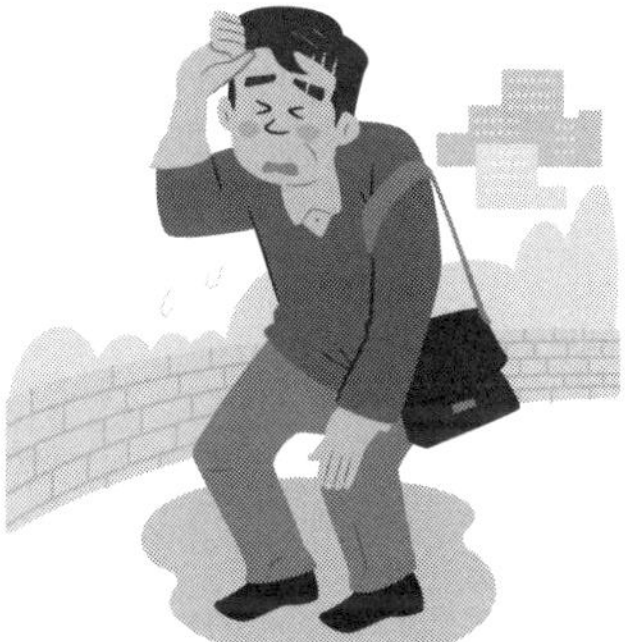

・歩く距離が短くなった
・すぐ足が疲れる、痛くなる

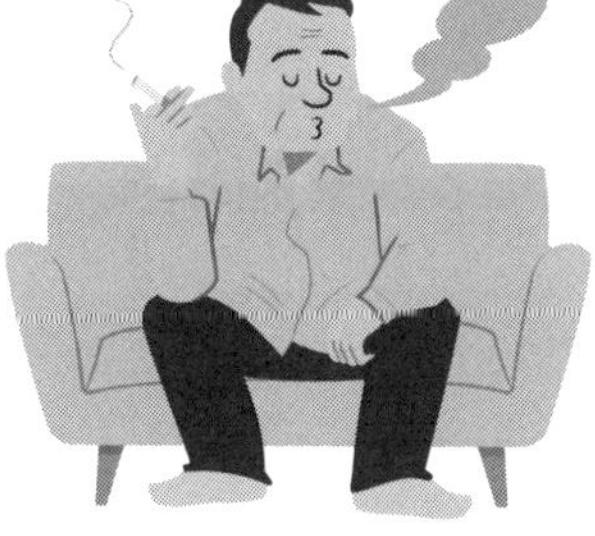

・タバコを吸う
・お酒をよく飲む

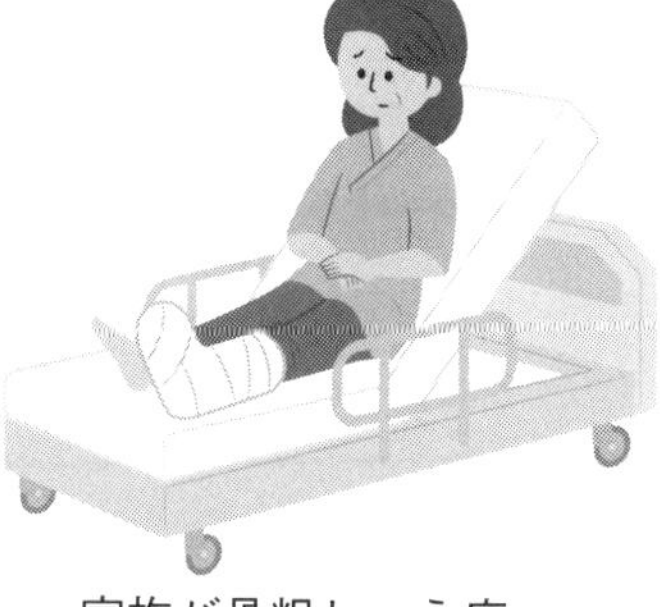

・家族が骨粗しょう症
・寝たり座ったりしている時間が長い

なぜ「ひざ」をたたくのがいいの？

ところで、なぜ、ひざをたたくのがよいのでしょうか。極端にいえば、骨に刺激を与えられるならば、たたくのはどこでも構いません。しかし、より**怪我や転倒のリスクが小さく、効率的に刺激を与えられるのが「ひざたたき」です。**

骨に効率よく刺激を与えるには、**なるべく大きな骨をたたく**、また、厚い筋肉に覆われていると刺激も伝わりにくいので、**筋肉が薄い場所がよい**でしょう。

もちろん、バスケットボールやバレーボールのように跳んだり走ったり、ウェイトリフティングのようにものすごい負荷がかかる運動をすれば骨に刺激が加わります。でも運動習慣のない人、特に高齢の方には非常に危険です。それに、きつい運動を習慣化するのは至難の業でしょう。

ですから、座ってかんたんにできる「ひざたたき」をまずは始めてみてください。

「トントンポイント」

効率よくトントンたたいて骨を刺激しましょう。

❶ 骨はタテに刺激する

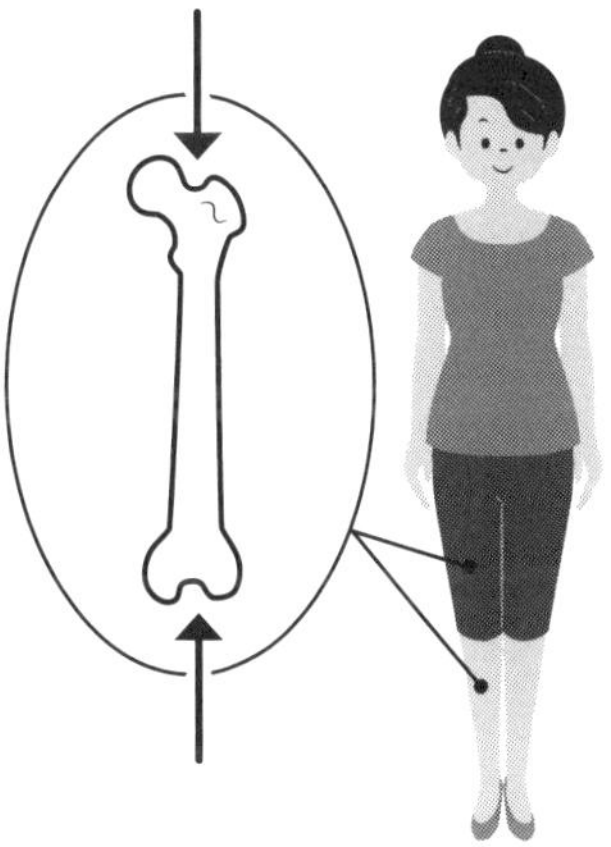

骨に効率よく刺激を与えるには、大きな骨をたたくことです。大きな骨は細長い形状をしているため、**タテからたたくほうが圧力が大きくなって、震動も強くなります。**

❷ 筋肉が分厚い場所より、薄い場所から刺激する

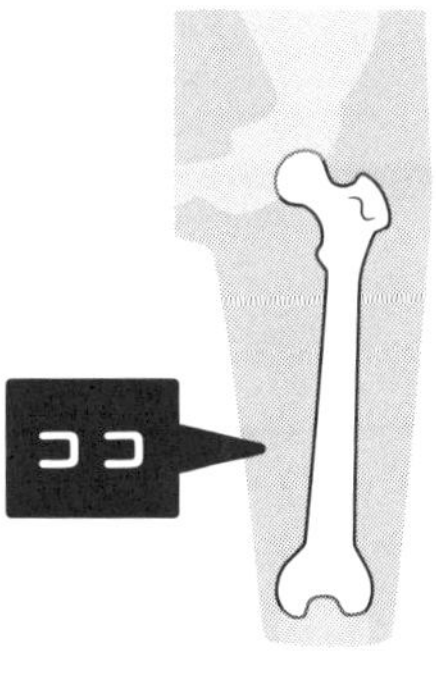

骨が分厚い筋肉に覆われている場所は、たたいても筋肉が邪魔して刺激を与えるには非効率。できるだけ、**筋肉が薄い場所をたたくほうが骨への刺激が大きくなります。**

「ひざたたき」を楽しく続けるコツ

どれだけかんたんな運動でも、つい忘れてしまったり、飽きてしまったりすることはありますよね。

そこで「ひざたたき」を楽しく続けていただくために、ちょっとしたコツを紹介します。これらは「ひざたたき」に限らず、ジョギングや筋トレを続けることにも使えるコツなので、ぜひ試してみてください。

家族や友だちに「話す」

患者さんに「タンパク質を摂りましょうね」なんて話をすると、自分が食事をしているときに「あれ、タンパク質が足りないかも」「よし、きちんと栄養を摂れているな」などと意識するようになります。

あなたも、仕事や普段の生活で**誰かに教えたり、アドバイスしたりしたときに、そのおかげで自分でも強く意識するようになった**ことがありませんか？

このような、自分で話したことを信じる効果は、心理学でも研究されているそうです。確かに、人にアドバイスしておきながら自分はやらない、となると、なんとなく居心地が悪くなります。

これを「ひざたたき」にも応用してみましょう。例えばこんなことを家族や友だちに話してみてください。

「骨を刺激するとオステオカルシンっていうホルモンが出るらしいよ」

「座ったり寝たりしている時間が長いと、骨をつくる細胞が働かないんだって」

「年をとると、体に振動や刺激がくることって少なくなるよね」

話しているうちに、自分がやっている「ひざたたき」にどんどん自信が持てるようになるはずです。

これで家族や友だちも「ひざたたき」を始めてくれたらラッキー。一緒に取り組む仲間が増えたり、「ひざたたき」について会話する機会が増えたりすると、もっと続けやすくなります。

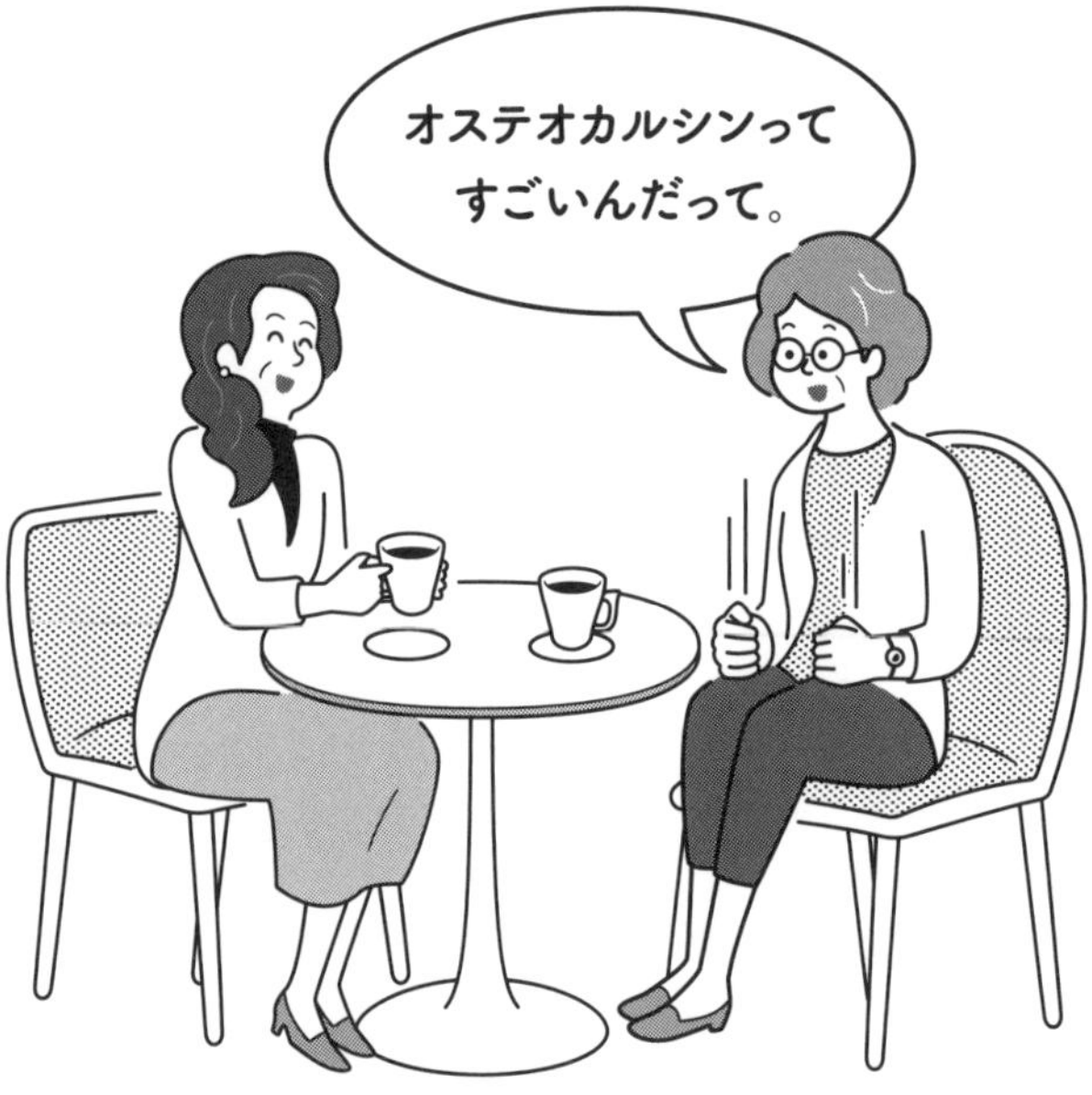

たとえ1回でも「今日も続けられた」

質問です。次のうち、あなたはどっちのタイプですか？

Ｑ：毎日30回の腕立て伏せを目標にしているのに、今日は疲れていて10回が限界かも……

①「自分は意志が弱くてダメだ」と反省する
②「10回やれただけで十分」と自分をほめる

どちらが正解ということもありませんが、習慣化に向いているのは②のタイプです。**とにかく目標は低く！　やめないことが第一です！**

「ひざたたき」の1日の目安は１００回と書きましたが、まずは10回でも、１回でもオーケーだと考えましょう。

いちばんよくないのは、ゼロになってしまうこと。少しでもやれば脳には成功体験が積まれます。とにかくやめてしまわないことが大切なのです。

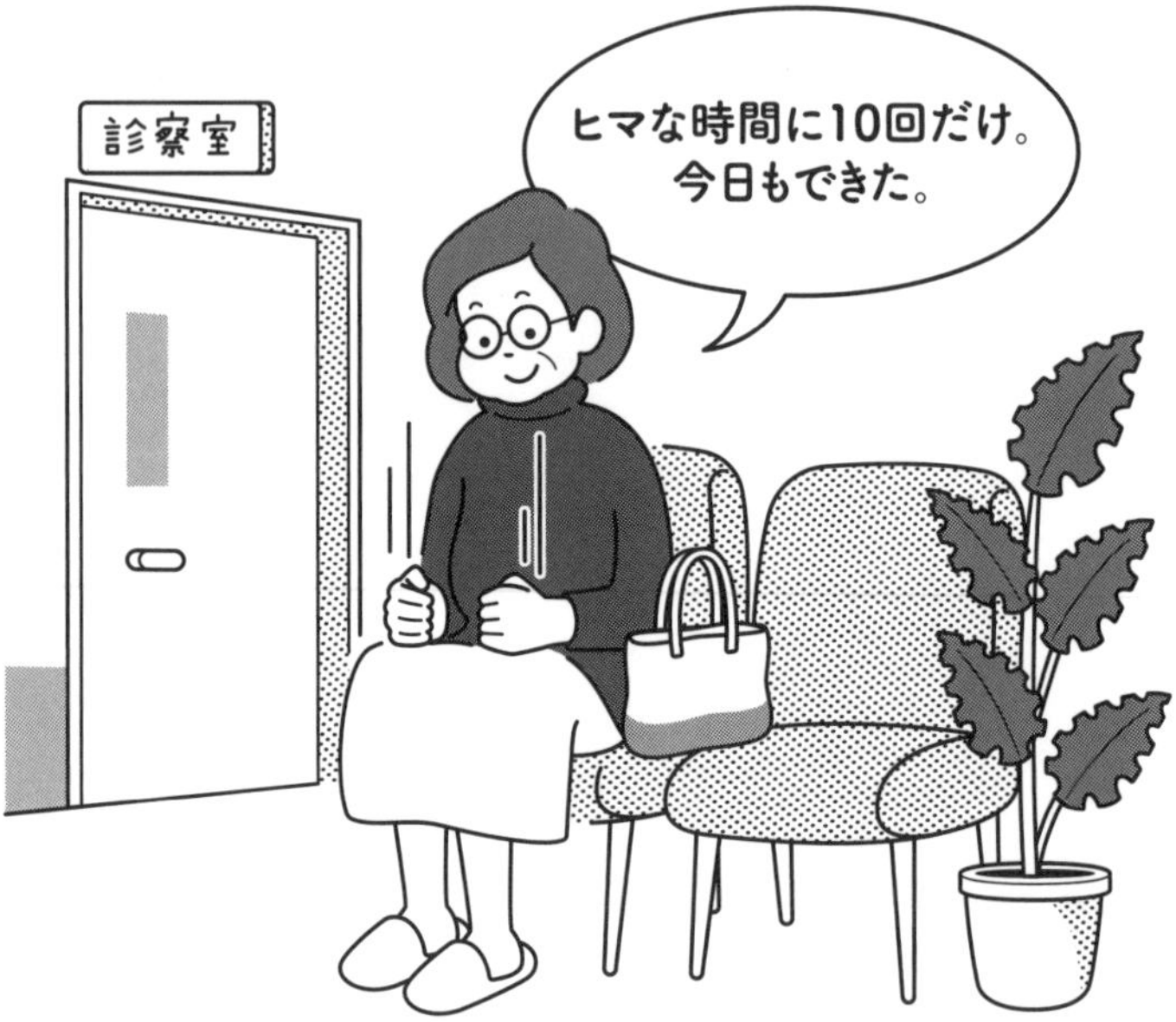
診察室
ヒマな時間に10回だけ。
今日もできた。

音楽に合わせて楽しむ

つい音楽に合わせてリズムをとったり、無意識に手拍子したりすることってありませんか？

音楽と運動の相乗効果は意外と無視できません。

例えば、ラジオ体操。最近はまったくやっていない人でも、音楽を聴くとなんとなく体が動くのではないでしょうか。

これは音楽と一緒に運動を覚えていて、音楽が体を動かすきっかけになっているのですが、音楽の効果はそれだけではありません。**音楽に合わせて運動すると、単に運動するよりも認知機能が高まりやすい**といわれています。

「ひざたたき」も、音楽に合わせてやってみてください。例えば、よく**見るテレビ番組の音楽に合わせてたたく。あるいは、テレビコマーシャルの歌に合わせて**たたく。毎日のように聴いている**お気に入りの歌があれば、それに合わせても**いいでしょう。

単純ですが、このちょっとした楽しさやノリのよさは、楽しく続けるためにとても役立つコツのひとつです。

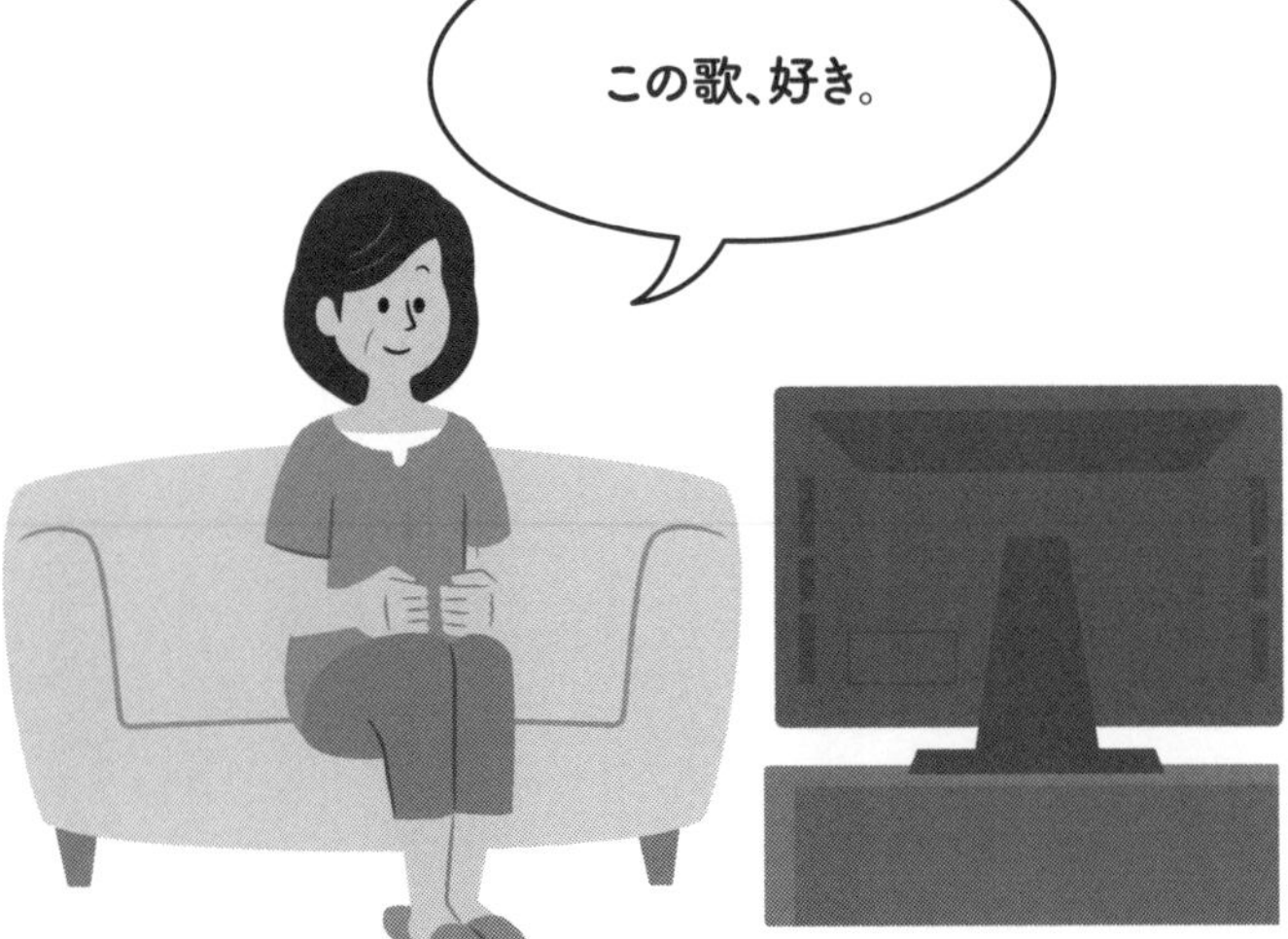

一生懸命やらない強くたたかない

痛いほどたたくのは絶対ＮＧ！

ここでひとつ、大事な約束です。**痛みを感じるほど強くたたいたり、連続でたたいたりするのはやめましょう！**

テレビを観たりしながら、なんとなくたたいていると、気づいたら１００回どころではない回数になっていることもあります。

目安は1日に合計100回。

それだけでいいのですから、**一度にたたくのは多くても20回くらいにして、1日の合計で100回になる程度でちょうどいいでしょう。**時間にして1～3分あれば十分です。

例えば、自宅でテレビを観ながら、音楽を聴きながら、お茶を飲みながらなど、座ったらトントンたたく。

病院の待合室に座っているときも、電車やバス、タクシーなどに乗っているときも、トントンたたく。

1日のスキマ時間や待ち時間になんとなくトントンしていたら、あっという間です。

それから、一生懸命になるあまり、**力いっぱいたたくのもダメ。**

人によっては痛みがあるほうが「やっている感じ」がしていいと思うかもしれませんが、**ケガにつながるおそれがありますし、痛くて続けられなくなったら元も子もありません。**

刺激が伝わりやすいのが「ひざたたき」ですから、そんなに強くたたかなくても大丈夫です。痛みがない程度にやさしくトントンしてください。

もちろん、どんなトレーニングやストレッチでも、痛みやケガのリスクはゼロではありません。

そんななかでも「ひざたたき」は比較的安全で、**力加減も自分でコントロールできるものですから、決して無理にやらないでほしい**と思います。

また、ひざや足、腰に持病がある人は、事前に医師に相談の上、「ひざたたき」を始めてください。

イスがないときや ひざの痛みが気になるときは？

かかとや手をたたいて若返りホルモンを出す

いちばんのおすすめは「ひざたたき」ですが、違うやり方でも骨に刺激を与えて若返りホルモンを出すことはできます。若返りホルモンの仕組みさえ知っていれば応用の仕方はいろいろです。

立っているときや、怪我などでひざに不安があるとき、あるいは床に座っているときやお風呂に入っているときにも使える応用技を3つご紹介しましょう。

応用編①「かかとトントン」

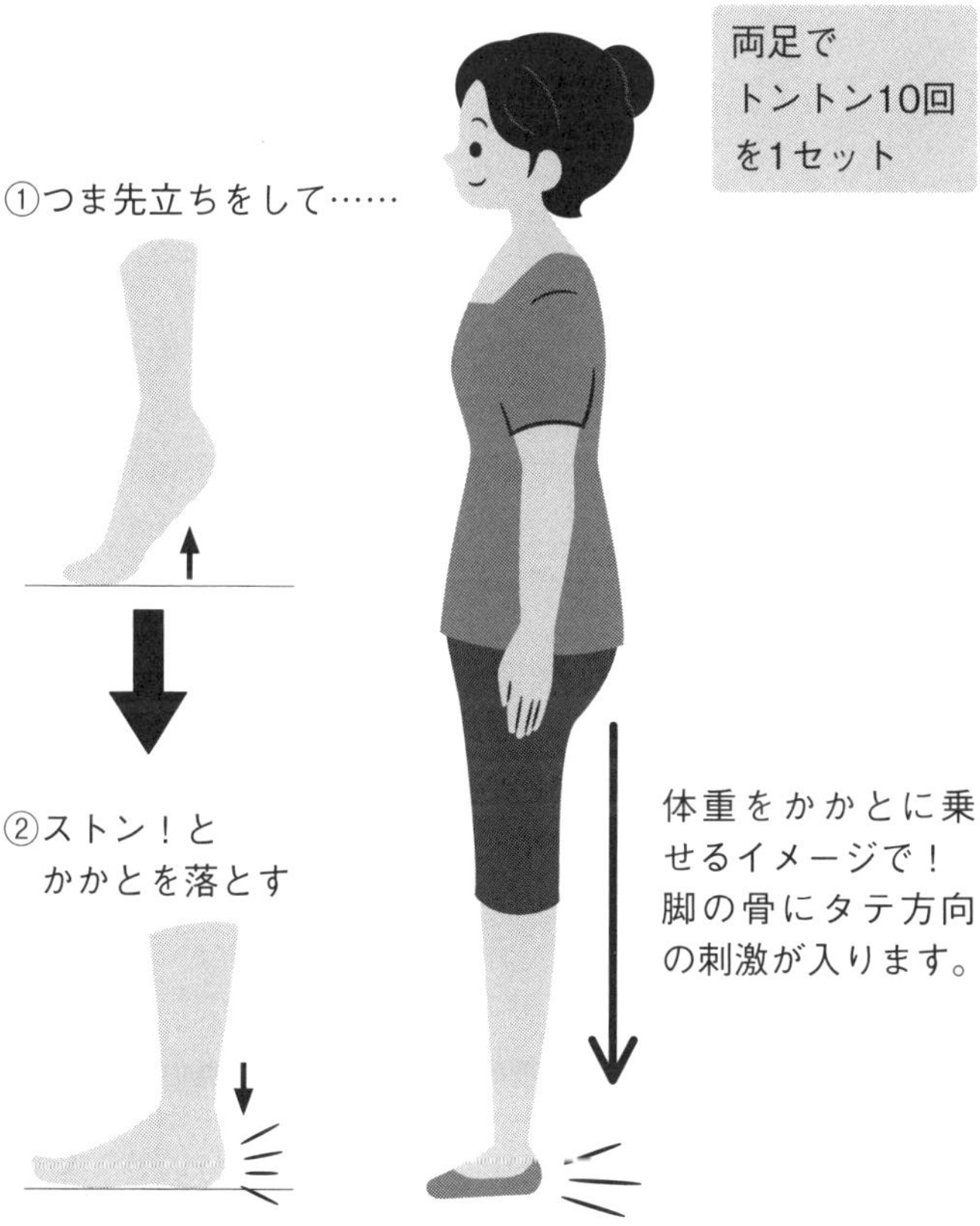
両足で
トントン10回
を1セット
①つま先立ちをして……
②ストン！と
かかとを落とす
体重をかかとに乗せるイメージで！
脚の骨にタテ方向の刺激が入ります。

真っ直ぐに立って、両かかとを同時に上げ下ろしします。つま先立ちでフラフラしてしまうのが心配な人は、壁に軽く手をあてて動作してもかまいません。

応用編②「足踏みトントン」

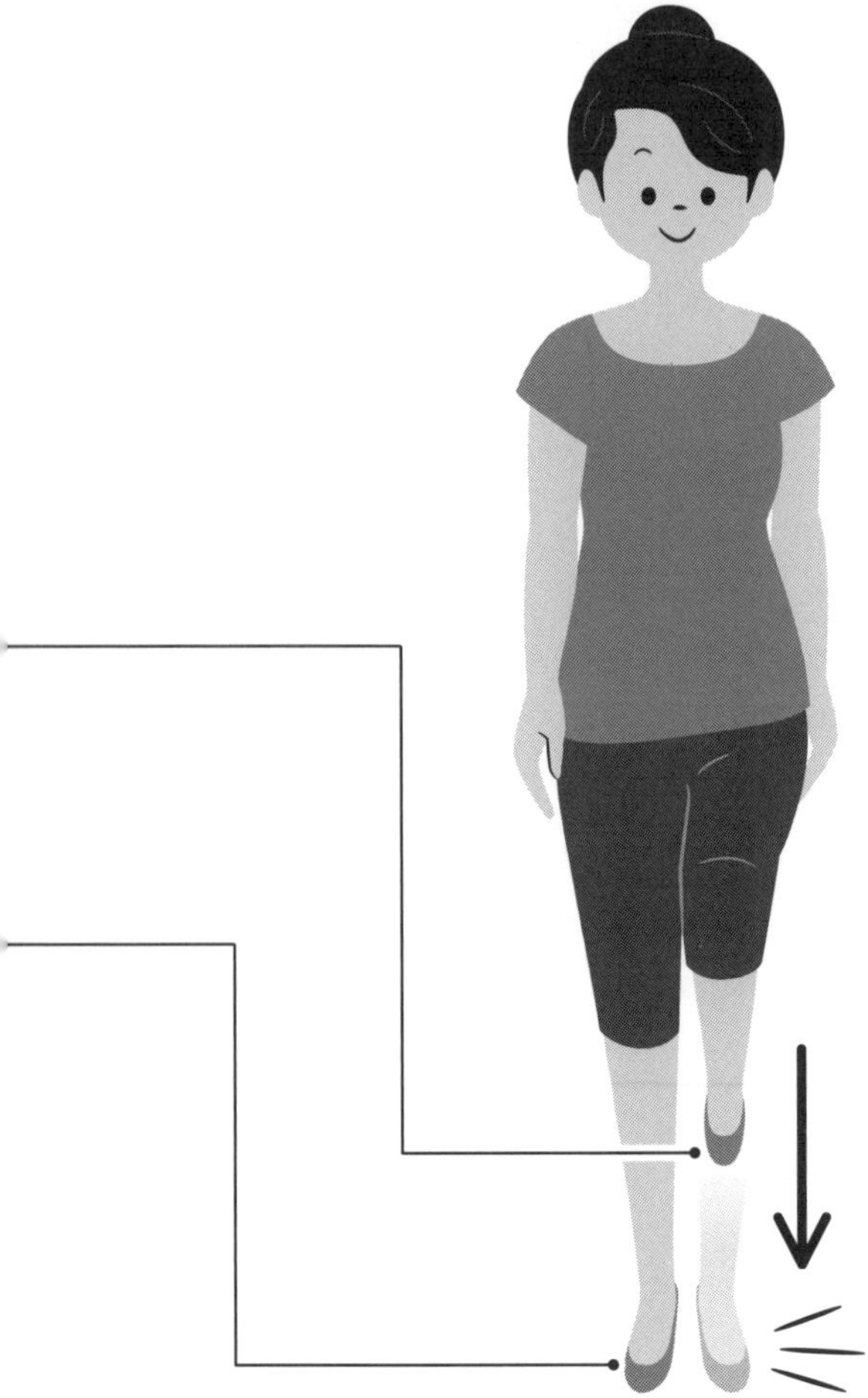

一度にトントン左右10回ずつ
1日に足踏み左右それぞれ100回を目安に！

※足踏みのスピードは、自分のペースでかまいません。

（足を下ろすときは、
足の裏とかかとを使って
地面を踏みつけるイメージで）

（歩くよりも効率よく骨に刺激
を与えられる）

真っ直ぐに立って、軽く力を入れて左右交互に足踏みします。足を地面につくときは、かかとから落とすようにしましょう。

効果を高める「足踏みトントン」のコツ

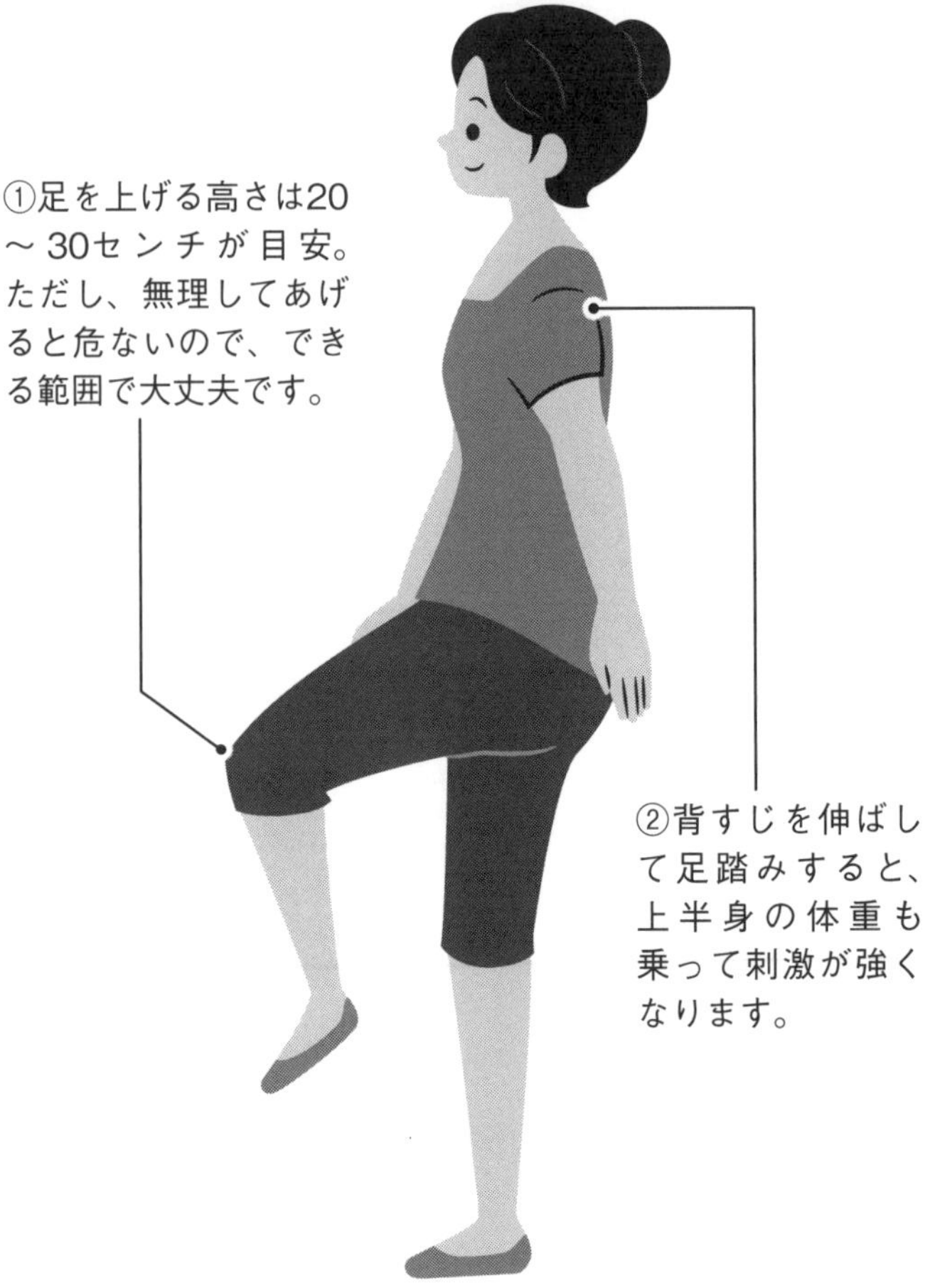
①足を上げる高さは20～30センチが目安。ただし、無理してあげると危ないので、できる範囲で大丈夫です。
②背すじを伸ばして足踏みすると、上半身の体重も乗って刺激が強くなります。

注意1

姿勢が悪いと足も上げにくく、うまく体重も乗りません。

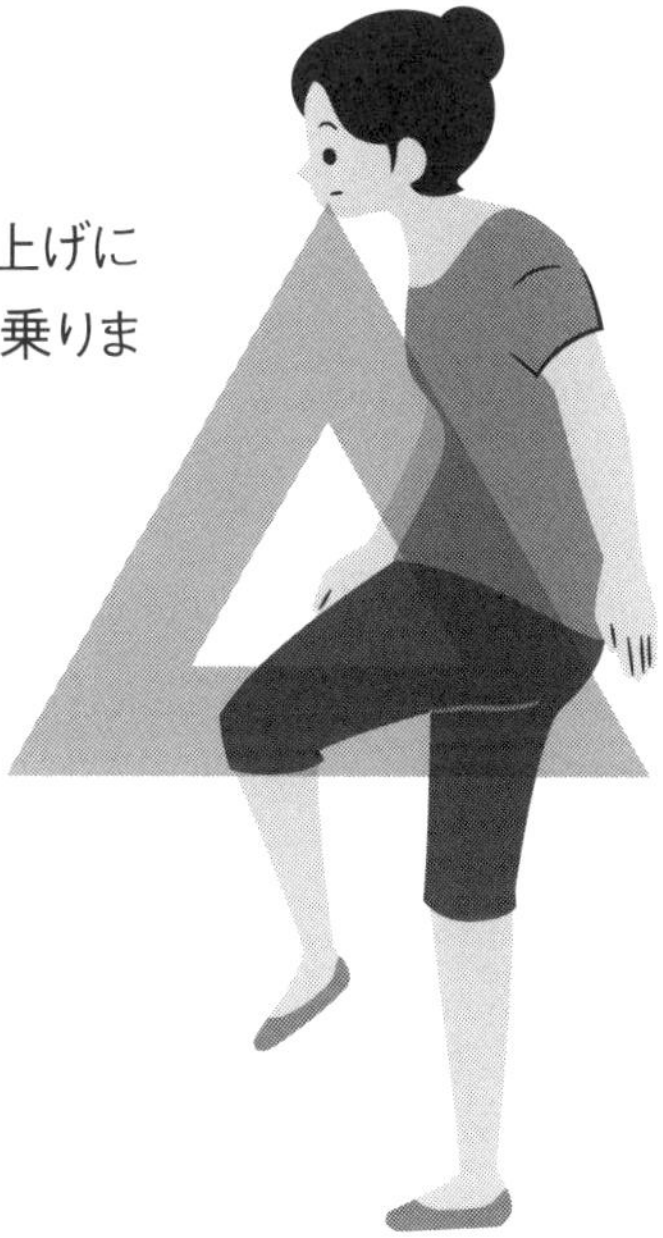

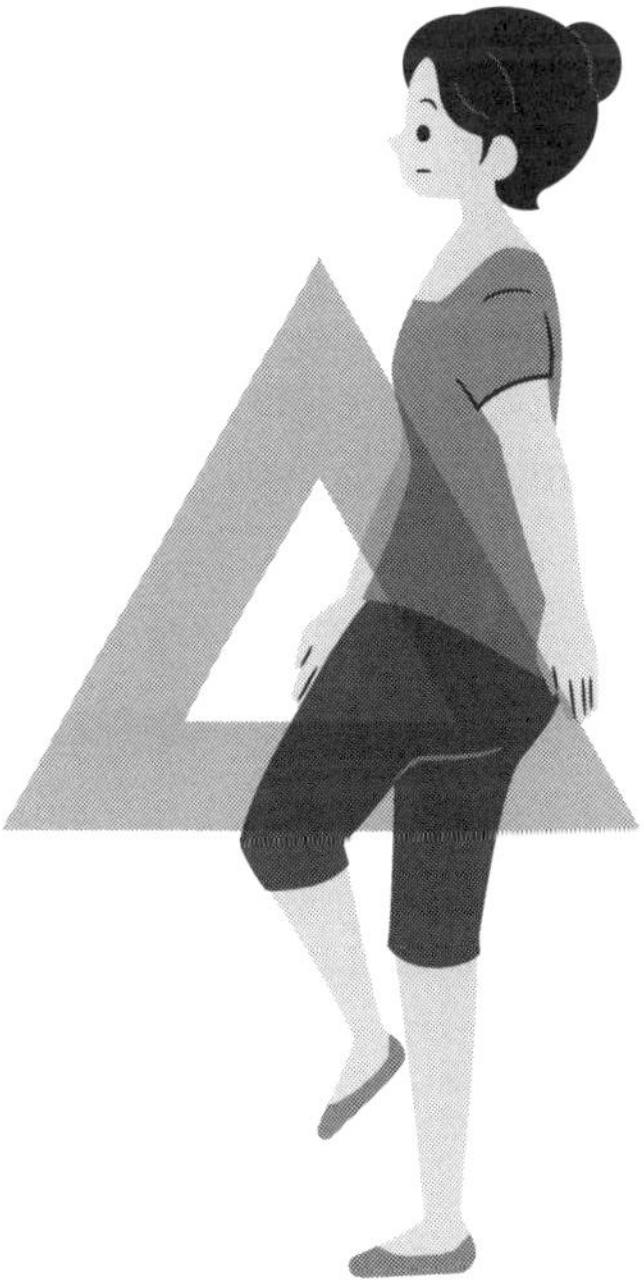

注意2

足を高く上げられない場合は、骨への刺激が小さくなるので回数を増やしてみましょう。

応用編③「手のひらトントン」

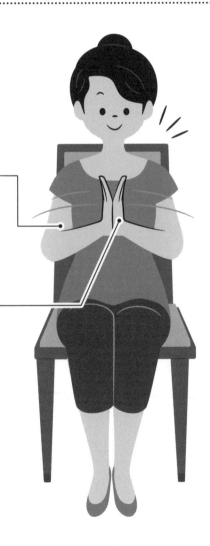

トントン10回で1セット
痛くならない程度で、スキマ時間に！

軽くわきを開いて、ひじをあげて手をたたくことで、前腕の骨全体にまっすぐ刺激を与えられる

両手のひらの下のほうの硬い部分を打ちつけるのがコツ!

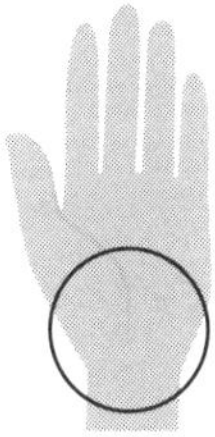

イスがないときは、床に座りながらでもできます。ポイントは、手のひらの下側の硬い部分どうしでたたくことです。指先どうしでたたくと、骨への刺激が期待できなくなります。

スキマ時間や〝ながら〟時間が「若返りホルモンタイム」に！

●料理をしながら

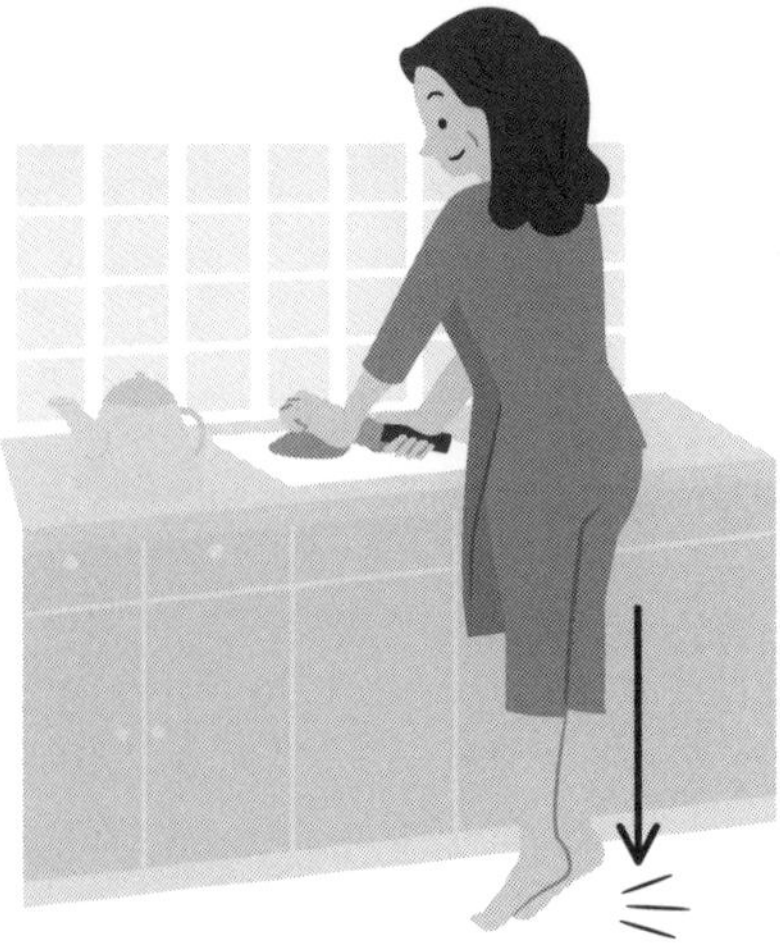

●お風呂に入りながら

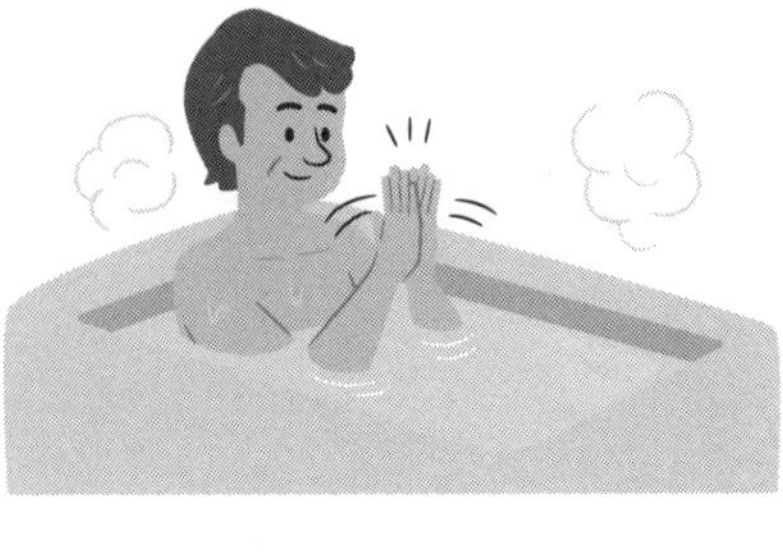

●横断歩道で待っている間に

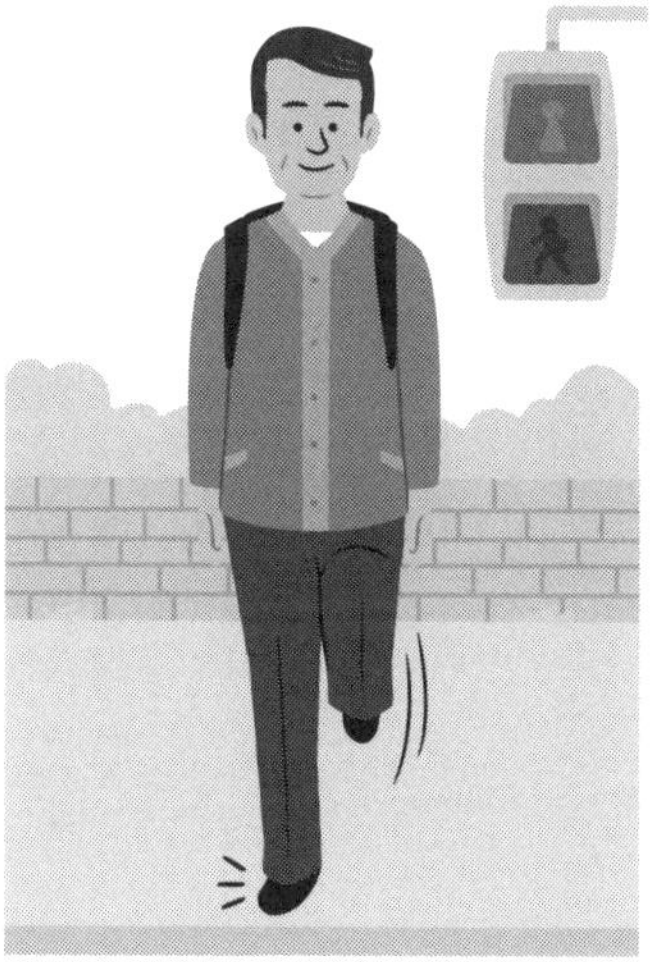

●電車を待っている間に

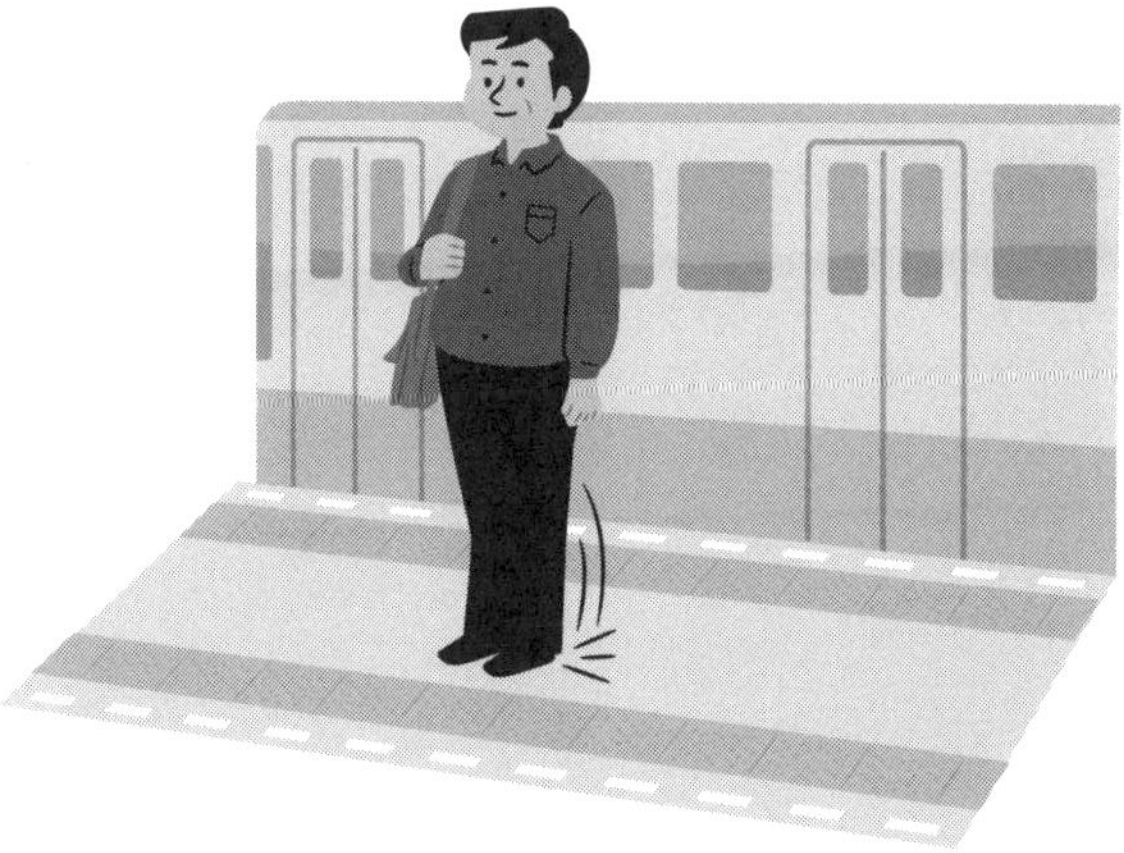

第3章

足腰も骨も内臓も元気に！「ひざたたき」のすごい効果

骨は全身の健康の土台！「ひざたたき」で丈夫な骨を維持する

骨はからだを支え、内臓を守る

「ひざたたき」は、骨づくりのスピードが衰えないように骨に刺激を与えるかんたんな方法です。それによって得られる健康効果は、骨芽細胞から若返りホルモンを分泌させるだけではありません。

なぜなら、骨づくりのスピードが衰えなければ、丈夫な骨をいつまでも維持できるからです。

そもそも**骨の基本的な役割は、からだを支えることです。**

成人の骨は全部で約２００個あるといわれ、その形は細長いもの、丸くふくらんでいるもの、大きいもの、豆粒のように小さいものなど、実にさまざまです。

これらの骨は、規則正しく整列し連結しながら人間の骨格をつくり、からだを支えています。骨があることで私たちは姿勢を維持することも、からだを動かすこともできます。ですから、骨がもろくなって折れてしまうと動けなくなり、最悪の場合は寝たきり生活になってしまうのです。

また**骨には、さまざまな器官を保護する役割もあります。**

例えば、頭蓋骨は、やわらかい脳が外部の衝撃によって傷つかないようにカバーしています。また、背中を通っている背骨や、肺や心臓を覆っている肋骨、お腹や腰まわりを支える腰骨などは大切な内臓を守っています。

骨は血液をつくり出す最重要な「臓器」

骨の役割はまだまだあります。

みなさんは、血液のなかを流れる成分に寿命があることを知っていますか。

からだ全体の細胞に酸素を運ぶ赤血球の寿命は約4カ月。

細菌やウイルスなどからからだを守る免疫細胞である白血球には多く種類があり、その寿命は数時間~数年。

止血作用がある血小板は約10日程度。

それぞれの成分は、寿命を迎えると新しい成分がすぐにつくられ、血液はつねに新鮮な状態に保たれています。


血液の成分がつくられるのは、実は骨の中。

骨の中心部の空洞になっている場所を埋めている「骨髄」です。骨髄にある「造血幹細胞」から赤血球、白血球、血小板がつくられます。

ちなみに造血機能がある骨は、頭蓋骨や胸骨、脊椎、肋骨、骨盤などになります。

赤ちゃんの頃は全身の骨で血液がつくられていますが、大人になると特定の場所だけでつくられるようになります。

血液の生産基地でもある骨は、カルシウムの貯蔵庫でもあります。

カルシウムは人体に必要なミネラルのなかでもっとも大切な栄養素で、体重の約1～2％を占めるといわれています。

体重60kgの成人だと、体内に蓄えられているカルシウムは約0・6～1・2kg。

このうち99％が骨と歯を形成し、残りの1％が血液などの体液や筋肉に含まれています。

血液中にあるカルシウムは全体のたった1％です。

骨に使われている量を考えると少ない気がしますが、その1％で、脳や神経に情報を伝達したり、筋肉をスムーズに動かしたりと、生命維持に欠かせない重要な働きをしています。

そのため、血液中のカルシウム濃度は常に一定に保たれています。

通常、食事によって体内に取り込まれたカルシウムは、血液中に必要な分を残し、余った分を骨に蓄えます。

そして、血液中のカルシウムが足りなくなると、骨は自らの細胞を壊してカルシウムを血液中に溶かし出し、足りない分を補います。

人間は日頃から骨という貯蔵庫にカルシウムをストックして、からだの緊急事態に備えているのです。血液をつくったり、カルシウムを貯蓄したりするシステムが正常に働き続けるためにも、私たちは丈夫な骨を維持しなければならないのです。

丈夫な骨を維持する「ひざたたき」

からだを支える、内臓を守る、血液をつくるなど、全身の健康の土台ともいえる役割を担っているのが、骨です。そして、丈夫な骨を維持するのが、定期的に繰り返されている骨づくりです。

骨づくりは集中工事のように一気に行われるのではなく、毎日少しずつ休むことなく進行しています。**1本の骨が新しい骨に入れ替わるのに数カ月、体内のすべての骨が完全に新しいものに入れ替わるまでには約5年かかる**といわれています。

この骨づくりを滞らせないようにするために必要なことの1つが、骨への刺激。「ひざたたき」でコツコツ刺激を与えることで、いつまでも丈夫な骨を維持することができます。それが、健康なからだの土台になります。

元気の秘訣は2つの若返りホルモン「オステオカルシン」「オステオポンチン」

最新の研究でわかったスーパーホルモン「オステオカルシン」

「ひざたたき」で骨芽細胞から若返りホルモンが分泌されることは何度も述べてきましたが、その健康効果について詳しく紹介することにしましょう。

骨のなかにある骨芽細胞には、免疫力を高めたり、さまざまな臓器の機能をコントロールしたりする重要なホルモンを分泌する働きがあることが、最近の研究により明

らかになってきました。

なかでも注目されているのが**「オステオカルシン」**というホルモンです。

オステオカルシンは「骨ホルモン」とも呼ばれており、血管を通ってからだの隅々に運ばれ、臓器を活性化します。

心臓や肝臓、腎臓、すい臓、腸など、多くの臓器に働きかけるため、全身の機能をトータルに向上させて、肥満症、糖尿病、認知症、動脈硬化などの予防や改善にも効果が期待されています（＊8）。

免疫力を高めるホルモン「オステオポンチン」

骨芽細胞から放出される別の物質「オステオポンチン」も、免疫力を高めるホルモンとして近年研究が進められています。

老化による免疫力の低下との関係性も指摘されており、オステオポンチンの分泌が少なくなると骨髄内でつくられる免疫細胞の量が減少し、病原菌やウイルスに感染するリスクが増大するといわれています(＊9)。

骨づくりの司令塔である骨細胞は骨芽細胞に新しい骨をつくる指示を出しますが、一方で、骨づくりをストップさせる信号を送ることもあります。その役割が、スクレロスチン。

「スクレロスチン」というホルモンにも注目です。

スクレロスチンは、骨にかかる衝撃が少なくなると大量に分泌されます。

つまり、骨への刺激が少ない生活を続けていると骨細胞からスクレロスチンが大量に分泌され、知らず知らずのうちに骨づくりを抑制するのです。逆に、骨への刺激が多ければ大量に分泌されることはなく、骨づくりは順調に進められます。

オステオカルシンは糖尿病を予防する

いまや国民病ともいわれる糖尿病

骨芽細胞から分泌されるオステオカルシンには、さまざまな健康効果があることがわかってきました。

例えば、糖尿病の予防です。

オステオカルシンは、すい臓の働きを活性化し、インスリンの分泌を高めるといわれています。

糖尿病とは、からだに入ってきたブドウ糖を細胞にうまく取り込めなくなって、血液中のブドウ糖の量が増えてしまう（高血糖）状態が慢性化する病気です。

糖尿病は、いまや国民病ともいわれていて、２０２０年の厚生労働省の「令和元年国民健康・栄養調査」によると、**糖尿病が強く疑われる人は約１２００万人、可能性を否定できない人まで含めると約３１３９万人**もいるといいます。

糖尿病が怖いのは、**高血糖の状態が続くと重篤な合併症を発症するリスクが高まる**からです。

高血糖で血管に負担がかかると動脈硬化が進行し、心臓につながる血管に問題が生じると心筋梗塞、脳なら脳梗塞のリスクが高まります。

また、手足が痛んだり、しびれたりする神経障害を引き起こすこともあります。網膜に影響をおよぼすと失明の危険があります。

さらに、高血糖状態は腎臓に負担をかけて機能低下を招きます。最悪の場合は、人工透析が必要になることもあります。人工透析になると定期的な通院が必要になり、日常生活に制限が出てくるようになります。

骨が強くなるとインスリンの分泌がよくなる

糖尿病の原因は、なんらかの理由でインスリンが働かなくなることです。

健康な状態なら、ブドウ糖がからだに入ってくると、すい臓からインスリンが分泌されて血液中のブドウ糖を細胞に取り込み、余ったブドウ糖は脂肪やアミノ酸などに変えて肝臓や筋肉に蓄積します。

しかし、インスリンがうまく分泌されないとブドウ糖は血液中に残ったまま。これが高血糖状態です。

糖尿病にはI型とII型があり、I型はすい臓からインスリンをほとんど分泌できないタイプで、II型はインスリンが分泌できなくなったり、働きが悪くなったりするタイプです。生活習慣病といわれるのはII型で、オステオカルシンの効果が期待できるのもII型になります。

骨を強くしてオステオカルシンがよく分泌されるようになると、インスリンの分泌もよくなるため、血糖値の上昇を抑えることができます。

高血糖状態は骨にも悪いという報告もあります。

高血糖になると、骨を構成する成分のひとつであるコラーゲンに化学反応が起きて、骨が土台からもろくなるといわれています。骨が弱くなるとインスリンの分泌も悪くなるので、さらに高血糖状態が続き、骨はさらに弱くなります。

まさに悪循環。**糖尿病と骨の関係の調査によると、糖尿病患者の人は骨折リスクが高い**という報告もあります(＊10)。

認知症予防にも！オステオカルシンで頭がスッキリ

記憶力や認知機能が改善する

オステオカルシンは、超高齢化社会の大きな問題とされる認知症の予防においても期待されているホルモンです。

日本に多い認知症のタイプは2種類。ひとつは、脳の血管が詰まることで発症する血管性認知症、もうひとつは、脳が少しずつ萎縮していき認知機能が低下するアルツハイマー型認知症です。

どちらのタイプもまだ完全に解明されたわけではなく、いまだ治療方法が確立しているわけではありません。現状では、認知症を発症する前段階でいかに早く発見し、進行を遅らせるかが重要視されています。

オステオカルシンには、脳の神経細胞を活性化する働きがあることがわかってきました（*11）。オステオカルシンを分泌できないマウスは、神経細胞の働きを高める神経伝達物質の分泌が低下し、逆に機能を抑制するアミノ酸が増えたという報告があります。そのためオステオカルシンは、認知症予防にも効果があるのではないかと期待されています。

「ひざたたき」でオステオカルシンの分泌を促し、寝たきりにならないように丈夫な骨を維持する。脳が元気で、社会との交わりを欠かさない生活を続けることができれば、認知症予防にもつながると考えられます。

「ひざたたき」で健康寿命を延ばす

オステオカルシンが増えると筋肉も増える

ロコモティブシンドローム（運動器症候群）やサルコペニアなど、加齢による筋力の低下や身体機能の低下が問題視されるようになってきています。

加齢とともに筋肉や骨が衰えてくるのは生理的には自然なことですが、衰えたままにしておくと、それが原因で寝たきり生活になったり、病気を患ったりすることにつながります。

それでは健康で長生きすることはできません。

私たちが延ばさなければいけないのは、平均寿命より、いつまでも自力で生活できる健康寿命なのです。

誰でも身体機能は衰えてきますが、そのスピードをゆるやかにすることはできます。それを可能にするのが、「ひざたたき」です。しかも、骨が強くなると、筋肉量を増やすこともできるのです。

というのは、骨が強くなると大きな衝撃に耐えられるようになるため、からだを動かすことへの抵抗がやわらぐからです。

そうすると、まったく運動していなかった人でも、たまに散歩を始めるかもしれませんし、ウォーキング30分が習慣だった人は1時間に増やしたり、ジョギングを始めたりするかもしれません。

自信が出てくると、軽い筋力トレーニングに近い体操を始めるようになるかもしれません。

いままで以上にからだを動かす。

それだけで筋力を維持することができます。負荷が大きくなれば筋肉量も増えます。筋肉は、95歳を超えてもトレーニングによって増えることがわかっています。

オステオカルシンの分泌量が増えると、筋肉量が増えることもわかってきました（*12）。老化マウスにオステオカルシンを注射で補うと、なんと骨格筋量が増え、運動機能が回復したという報告もあります。また、その実験では、筋肉量を増やすために必要なたんぱく質の合成能力も上がったといわれています。

丈夫な骨を維持することは、運動機能を維持することにもつながるのです。

「ひざたたき」で姿勢も美しくなる

背骨の骨折を防げばきれいな姿勢を維持できる

高齢なのに若々しく見える理由のひとつに、姿勢の良さがあります。

みなさんのまわりにも、背すじをピンと伸ばして立ち、すたすたと歩いている人がいませんか？　おそらく年齢よりずいぶん若く見えるはずです。

いつまでもきれいな姿勢を維持するには、丈夫な骨を維持することです。

骨がもろくなると、気づかないうちに背骨が折れてしまうことがあります。背骨がつぶれると、どうしても背中が曲がってしまいます。そうなると、背すじを意識して伸ばそうとしても、なかなかうまくいきません。

そもそも、痛みを感じて伸ばすことさえ難しいかもしれません。

太ももの付け根を骨折すると、歩行能力ががくんと落ちるといいます。骨折する前の状態に戻れるのは全体の50％程度。骨折してしまうと姿勢を維持することも困難になるということです。

そうならないためにも、丈夫な骨を維持することです。

骨が強くなれば、姿勢を支える筋肉量も増えます。

姿勢がよくなれば若々しく見えるようになり、見られることに自信が出てくると、積極的に外に出るようになるはずです。健康で長生きするための好循環が生まれることになります。

最新の研究では、皮膚組織と同じ種類のコラーゲンをつくり出し、シワを改善するという報告もありました。


ここまで「ひざたたき」のすごい健康効果を紹介してきました。

すごくかんたんな健康法なのに、これだけの効果を得られることに驚いたかもしれません。それとともに、**丈夫な骨を維持することが健康な生活を送るためにいかに大切か**をわかっていただけたと思います。

「ひざたたき」で骨を強くすることは、いろいろな病気を予防するだけでなく、楽しい人生を送れることにもなるのです。

第4章

さらに若返りホルモンを増やす習慣

頑張って痩せようとすると
オステオカルシンが出なくなる!?

体重が重いと骨の刺激は大きくなる

ひざをコツコツ叩くと出てくる若返りホルモン。骨への刺激を意識した生活をすると、さらに分泌量が増えることになります。

さて、みなさんに質問です。

太っている人と痩せている人では、どちらがたくさん若返りホルモンが出ると思いますか？

太っている人のほうが、若返りホルモンがたくさん出るといわれます。

なぜなら、太っている人のほうが、体重が重くなる分だけ骨への刺激が大きくなると考えられるからです。最近の研究では、脂肪組織から骨量の増加を促す成分が出ているという報告もあります。

そのため、**太っている人は痩せている人より骨密度が上がりやすく、骨が弱くなるリスクも低い**といわれます。


ところで、「太っている」「痩せている」の基準は？

健康診断では、肥満度の指標に「ＢＭＩ（ボディ・マス・インデックス＝体格指数）」の数値が用いられます。

【体重［kg］÷身長［m］÷身長［m］】。

これが、ＢＭＩの算出方法になります。例えば、身長が１６０㎝で体重が60kgの人の場合、「60（kg）÷1・6（m）÷1・6（m）」で、ＢＭＩ値は23・4となります。
日本肥満学会による判定基準によると、ＢＭＩ値が18・5未満は「低体重」（痩せ）、18・5以上25未満は「普通体重」、25以上は「肥満」となっています。
一方、ＷＨＯ（世界保健機関）では、ＢＭＩ25以上30未満は「過体重」であり、30以上を「肥満」と定義しています。

こうしてみると、日本人の太っている基準は、世界的には厳しいことがわかります。日本人にとって太りぎみの体型でも、海外では痩せる必要のない普通の体型ということです。痩せることばかりにとらわれていると、知らないうちに骨への刺激が小さくなり、骨を弱くするリスクを高めることになります。

もちろん、**太っているほうが骨を強くしやすいといっても、脂肪過多な肥満は健康に悪影響をおよぼします。**糖尿病、高血圧、脂質異常病などの生活習慣病、最悪の場合は心筋梗塞や脳卒中などの原因になります。

クッションが厚過ぎる靴は、若返りホルモンには逆効果

歩いているときに足にかかる負担は約１・５倍

みなさんは、いつもどんな靴を履いていますか？　靴選びのポイントのひとつは、クッション性だと思います。

歩くときには、足に大きな負担がかかります。

歩行中の足には、止まっているときの約１・２〜１・５倍の負荷がかかるといわれて

います。

例えば、体重が50kgの人ならば、一歩ごとに60〜75kgの負荷がかかるということです。それだけの衝撃が足にかかるなら、クッションは厚いほうがいいですよね。

しかし、**クッション性があり過ぎる靴を履くと、若返りホルモンが少なくなる可能性があります。**

人間の骨は、衝撃によってダメージを受けることで修復のために必要な栄養が集まってきて新しい丈夫な骨をつくります。そのときに出るのが、若返りホルモン。そのため、骨づくりには適度な負荷が欠かせません。

つまり、**衝撃を吸収するクッションは、「骨への刺激」と考えると逆効果**になるのです。足からの震動が伝わりやすい靴のほうが、骨の受ける刺激は大きくなります。

若返りホルモンを出したいなら、クッションの厚い靴より薄い靴。そのほうが、足からたくさんの衝撃を受けることになります。

若返りホルモンを出すなら、スイミングよりウォーキングがおすすめ

スイミングは骨への負荷が小さくなる

ウォーキングとスイミング。

いずれも健康のために手軽に始められる人気の有酸素運動ですが、若返りホルモンにはどちらの運動がより効果的だと思いますか？

答えは、ウォーキング。

ウォーキングのほうが骨への負荷が大きいからです。

ウォーキングは重力によって骨に伝わる震動が大きくなり、足にかかる負荷が骨をつくる作業に働きかけるため、若返りホルモンの分泌に有効です。

また、外を歩くことで日光を浴びる機会が増えるので、骨づくりに欠かせないビタミンDを皮膚から合成することにもつながります。

一方、**スイミングは水中では浮力が働くことから、せっかくの骨への負荷が軽減されてしまいます。**そのため、足腰に負担のかからない有酸素運動としては適しているのですが、骨づくりにはあまり向いていません。

ただし、ウォーキングもやり過ぎると、負荷がかかり過ぎて骨の修復作業が間に合わなくなる可能性もあります。特に、骨粗しょう症を発症している人は、いきなり高い負荷がかかる運動を行うのは危険です。

電車通勤の人は若返りホルモンが出やすい

地方で働く人のほうが運動不足になりがち

若返りホルモンを出したいなら、自動車通勤より電車通勤です。

電車通勤のほうが、からだを動かす時間が増えるため足から骨に伝わる刺激が大きくなり、若返りホルモンがたくさん出ると考えられます。

一般的なイメージとは逆で、都会で働く人よりも地方で働く人のほうが、運動不足の傾向があるといわれています。
というのは、電車やバスなど交通網の発達した都市部に比べて、公共交通機関が少ない地方都市のほうが、車通勤の割合が多いからです。

車通勤は、どうしても運動不足になりがちです。

朝、自宅から車に乗り込み、会社に着いたら車から降りてオフィスへ向かう……、そして夕方になったら、オフィスから車に乗り込んで自宅へ帰る。これでは、歩く時間がほとんどありません。

仕事がデスクワーク中心の人は、１日に１キロも歩くことがないかもしれません。

これに対して、電車通勤は、「立つ」「歩く」という動作が圧倒的に多くなります。

まず、家を出て駅まで歩きます。電車の乗り継ぎのときや、駅を降りてからオフィスまでの道のりも歩きます。

オフィスによっては、階段の上り下りが加わることもあるでしょう。そして、帰りも同じような行程になります。

都内で働く人の通勤時間は、平均で約1時間といわれています。往復ならば2時間を電車のなかで過ごしたり、歩いたりしているということになります。

立ったり歩いたりしているだけと思うかもしれませんが、からだを動かしているトータルの時間を考えると、結構な運動量です。

運動習慣がない人は、からだを動かす機会を意識的につくらなければ、骨づくりが活性化されません。それだけ若返りホルモンも少なくなります。

通勤時間は、絶好の「骨のエクササイズ」の時間。

ウォーキングなどの運動をする時間がないという人は、日常生活のなかで歩く時間を増やすだけでも骨を強くすることができます。

会社帰りの買い物をするときにちょっと遠くのスーパーまで足を延ばしてみるとか、あえてひとつ前の駅で下車してみるなど、歩く時間を増やす工夫をしてみるのもいいでしょう。


運動不足にならないために、おすすめなのが万歩計（歩数計）です。

最近は、スマートフォンのアプリにも万歩計の機能が備わっているものが多くあります。万歩計をチェックするだけで、自分が1日に歩いた距離と消費カロリーをかんたんに理解することができます。

自分が実際にどれだけ歩いたのかを視覚的に実感することで達成感を味わえるとともに、からだを動かすモチベーションを高める効果も期待できます。

若返りホルモンを出すには、「ひざたたき」と同じように、かんたんなことの積み重ねが大切なのです。

デスクワークの人は運動不足に要注意

立ち仕事の人は若返りホルモンがよく出る

座りっぱなしのデスクワークの人は、要注意です。

骨づくりは、からだを動かして骨に刺激を与えることが大切です。

しかし、デスクワークの人は、１日の半分以上はイスに座って過ごすことが多いため、慢性的な運動不足に陥りがち。その結果、骨づくりの作業が活発になることはありません。

その点、**「立つ」「動く」という動作が多くなる立ち仕事は、動けば動くほど骨を刺激します。**

さらに、負荷のかかり具合によっては筋肉量を増やすことにもつながります。

スーパーやデパートなどの販売、レストランでの接客、得意先を歩いてまわる営業、倉庫内の工場作業など、立ち仕事もさまざまですが、立って動いている時間が多いほど活動量が多くなります。

動く時間が増えるほど、必然的に骨への刺激も大きくなります。

デスクワークの人は、積極的にからだを動かす機会をつくることです。数時間おきに席を立って歩く、休憩時間に外へ出て散歩するなど、**立ったり歩いたりする時間を増やすだけで、若返りホルモンがよく出るようになります。**

若返りホルモンを出したいなら、休日は屋外スポーツ

インドア派の人は散歩を習慣に

みなさんは、休日に何をして過ごしますか？
ゴルフなどのスポーツをするために外へ出かけますか？　それとも、家のなかで読書などをして過ごしますか？

若返りホルモンを出したいなら、屋外スポーツ。なかでも、ゴルフはおすすめです。

ゴルフなどの屋外スポーツの最大のメリットは、運動をしながら日光浴もできることです。お日様の下で紫外線をたくさん浴びることは、骨にとって重要な栄養素であるビタミンDが体内で合成されるのを活性化します。

また、全身を使ってクラブをスイングするゴルフの動作は、重力の負荷を利用して行うトレーニングともいわれ、骨づくりに有効です。

骨に適度な負荷がかかると、骨づくりが活発になります。さらに、全身の筋肉を鍛えバランス感覚を養うことで、転倒による骨折防止にもつながります。

外出することが少ないインドア派は、太陽の光を浴びる機会が少なく、ビタミンDが不足しがち。からだもあまり動かさないため運動不足になりやすく、骨への刺激も少なくなります。

インドア派の人は、たまには散歩してみてはいかがでしょうか。

ビタミンKを摂ると
オステオカルシンが増える

ビタミンK補充には納豆がおすすめ

若返りホルモンが出る生活として、最後におすすめするのが、ビタミンKという栄養素を摂ることです。

ビタミンKはオステオカルシンの生成に不可欠な成分で、**欠乏するとオステオカルシンの低下を招くことがわかっています。逆に、ビタミンKを投与するとオステオカルシンが増えたという研究報告もあります。**

さらに最近の研究によると、ビタミンKは骨折の予防や骨を強くする治療にもその効果が認められています。

そもそもビタミンKは、丈夫な骨を維持するために欠かせない栄養素です。

ビタミンKには、カルシウムが骨の土台に沈着するのを助けたり、カルシウムが骨から流出するのを抑制したり、カルシウムが石灰化して強い骨になるのをサポートしたりする作用があります。

そんな**ビタミンKは、モロヘイヤやシソ、小松菜、ほうれん草などの野菜類をはじめ、肉、卵、乳製品、海藻類、果物、お茶などに多く含まれています。**これらの食品を日頃から食べていれば不足する心配はありません。

なかでも、**ビタミンKをたくさん含有する食品としてよく知られるのが、大豆を納豆菌で発酵させてつくった納豆**です。

納豆をよく食べる地域は骨折の発生数が少ないというデータもあります（＊13）。

第5章

ひざたたきで一生自分の足で歩ける体になる

骨の健康、実感してますか？

骨吸収と骨形成を繰り返す骨の新陳代謝

世界一かんたんな健康法「ひざたたき」の目的は、自力で生活できる健康寿命を延ばすこと。要するに、健康で長生きすることです。

そのために必要なのが、**健康の土台となる骨の新陳代謝が衰えないようにする**ことです。

骨の新陳代謝である骨づくりは、骨吸収と骨形成を繰り返していると紹介しましたが、もう少し詳しく解説すると、**休止期→活性化期→吸収期→逆転期→形成期→休止期……**、という流れになります。

休止期に骨の表面を覆っているのが、若返りホルモンを分泌する骨芽細胞です。活性化期になり骨が老朽化してくると、骨細胞が破骨細胞に、「古くなってきたからつくり変えの時期だね」と指示を出します。そうすると、破骨細胞が骨の表面に集まってきます。

吸収期になると、集まった破骨細胞が酸などを吹きかけて骨を溶かします。このときに溶けて出てきた骨の主成分であるカルシウムは、血液に入り、全身に運ばれます。これが、**「骨吸収」**というものです。**この作業に約4週間**かかります。

もちろん、一本の骨を丸ごと一気につくり変えることはできないので、道路工事のように区画を決めて作業は進められます。

骨吸収によって骨が削られて逆転期を迎えると、骨芽細胞が削られた場所に集まってきます。

そして形成期では、集まってきた骨芽細胞が、たんぱく質の一種であるコラーゲンを分泌し、まず、骨組み（骨基質）をつくります。そこに、血液中から運ばれてきた、カルシウムを主体にリンやマグネシウムなどのミネラルを付着させます。

削られて凹んだ部分がきれいに埋まったら、新しい骨の完成。これが、**「骨形成」**です。**この作業に約4カ月**かかります。

そして、骨づくりのためにせっせと働いていた骨芽細胞の一部は骨細胞となり、また一部は活動を止めて骨表面を覆い、そしてふたたび休止期になります。

このように、休止期→活性化期→吸収期→逆転期→形成期→休止期→……、というサイクルを繰り返しながら、私たちは丈夫な骨を維持しているのです。

加齢とともに骨を壊す細胞が強くなる

こうした日常的に行われる新陳代謝だけでなく、衝撃などによって損傷を受けた骨を再生するときも、骨芽細胞は骨をつくる物質を分泌して壊れた部分を修復します。

骨折したり、ひびが入ったりしても、再び骨がくっついて元の状態に戻るのは、骨芽細胞のおかげなのです。

丈夫な骨を維持できているときは、破骨細胞と骨芽細胞はバランスよく働いていますが、加齢やさまざまな原因によって、骨芽細胞よりも破骨細胞の働きが相対的に強くなってしまうことがあります。もともと時間がかかる骨をつくる作業が、骨を壊す作業に追いつけなくなるのです。

その結果、骨の中がスカスカになり、折れやすくなる。

それが、骨粗しょう症です。

骨がスカスカのサイン

骨密度70％未満は「骨粗しょう症」

健康で丈夫な骨は、中身がしっかり詰まっている状態ですが、骨粗しょう症になった骨は隙間だらけのスカスカ状態です。

骨の強さを計る指標に「骨密度」というものがあります。みなさんも健康診断で目にしたことがあると思います。

骨密度とは、骨を構成するミネラルとたんぱく質を合わせた「骨量」が、骨のなかにどれくらいあるかを推測するための目安です。骨密度が高いほど骨量が多く、低いほど少ないと推測されます。

健康診断の骨密度の欄に書かれている数値は、20〜44歳の健康な人の骨密度の平均値と比較してどれくらいあるか。

80％以上が「正常」、70〜80％未満は「骨量減少」、70％未満になると「骨粗しょう症」と診断されます。

70％未満と診断された骨は、スカスカ状態だということです。

骨粗しょう症と診断されると、重いものを持ったり、つまずいたり、尻もちをついたりなど、日常のちょっとした衝撃でも骨折しやすくなります。

骨粗しょう症は命にかかわる

がんより怖い!? 高齢者の転倒骨折

1位がん、2位心疾患、3位老衰。

2021年の厚生労働省の調査による日本人の死因ランキングです。いまでは、日本人の2人に1人はがんを発症するといわれており、約3人に1人ががんで亡くなります。

みなさんも、健康に長生きするためにがんにならない生活を心がけ、健康診断やがん検診などを定期的に受けて、がんを遠ざける努力をしているのではないでしょうか。

実は高齢者にとって、がんと並んで、もしかするとがんより怖いのではないかと思われる疾患があります。

それは、**「骨折」**です。

骨折は、がんとは異なり、検診によって早期発見できるものではありません。

治療技術の進歩が著しいがんの場合、早期発見できれば治る可能性が高いですが、**骨折は発症したら、症状によっては寝たきり生活を余儀なくされ、そのまま人生を終えることにもなりかねません。**

「2019年国民生活基礎調査」によると、高齢者の介護が必要になった原因を上位から並べると次のようになります。

1位認知症、2位脳血管疾患（脳卒中）、3位骨折・転倒。女性の場合は、骨折・転倒が全体の16・5％を占めています。

骨がもろくなると、かんたんに折れる

高齢者の骨折に多いのが、転倒による骨折です。

転倒による骨折が怖いのは、つまずく、バランスを崩すなど日常生活のちょっとしたことで発生するケースが多いことです。消費者庁によると、高齢者が転倒する場所は家のなかが多いという報告もあります。

健康な方には想像できないかもしれませんが、**高齢になると、実にかんたんに骨が折れてしまいます。**

理由は、ちょっとした強度にも耐えられないほど骨がもろくなっているからです。

それが、骨粗しょう症です。


しかも、**骨粗しょう症は自覚症状がほとんどない病気で、自分の骨がどんどんもろくなっていることを外見から判断することはできません。**

ほとんどの人が知らないうちに症状が進行し、転倒して骨折してはじめて気づくことがよくあります。


骨が丈夫な人は転倒してもかんたんに折れませんが、骨粗しょう症の人はほんの少しの衝撃でも折れます。

また、骨粗しょう症の人は骨が丈夫な人よりも治るまでに時間がかかり、治療しているうちにさらに骨が弱くなってしまいます。

折れてからでは、もう手遅れなのです。

骨粗しょう症からはじまる貧困生活

要支援、要介護生活は、男性は約9年、女性は約12年

医療費が日本の財政を圧迫していることについて耳にしたこともあると思いますが、原因のひとつは高齢者の医療費です。

ここまで何度か登場した**「健康寿命」**という言葉を覚えていますか？

健康寿命とは、介護のお世話にならず自立して生活できる生存期間のことで、「平

均寿命」より短くなります。

男性72・68歳。
女性75・38歳。

これが、内閣府の「2019年版高齢社会白書」に記されている、日本人の健康寿命です。「日本人の寿命は80歳超えてるよね」という声が聞こえてきそうですが、平均寿命はというと、以下になります。

男性81・41歳。
女性87・45歳。

健康寿命と平均寿命の差は、男性8・73歳、女性12・07歳。

つまり、人生を閉じるまでに、平均すると男性は約9年、女性は約12年も要支援、要介護生活を送るということです。

がんよりお金がかかる!? 骨折からの寝たきり生活

介護生活はお金がかかります。

ホームヘルパーやデイサービスなどの介護サービスを受ける費用、介護生活を送るためのベッドや消耗品などにかかる費用、場合によってはリフォームが必要になることも考えられます。

在宅介護が難しい場合は、有料老人ホームやサービス付き高齢者向け住宅など高齢者福祉施設の入居費用が必要になるかもしれません。少し高級な施設になると、入居前に用意する金額も桁が違ってきます。加えて、毎月の利用料も高額になります。年金生活ではとてもカバーできません。

しかも、それらの費用は生涯続くことになります。

介護のお世話にならない自立した生活を続けることがいかに大切か。

がんより骨折が怖いのは、骨折の場合はそのまま寝たきり生活がはじまる可能性があるからです。

しかも、その後、介護費用を払い続けるリスクも高くなります。

もちろん、がんを治療するにもお金がかかります。しかし、自立した生活を続けられたり、治ったりすると、その後は健康を維持するためのお金はかかっても、寝たきり生活にかかる費用ほどではないでしょう。

そのためにも、丈夫な骨を維持することです。

骨折のリスクを低くできれば、それだけお金がかからない健康な生活をいつまでも続けられることになります。

女性は60歳を過ぎたら全員骨粗しょう症予備軍

あなたの骨も危ない！骨粗しょう症の8割は女性

転倒による骨折の最大の原因と考えられる、骨粗しょう症。

その患者数は、平均寿命の上昇とともに年々増加しています。

現在の推計患者数は約1300万人。

この数字も驚きですが、そのうち**女性が約8割**を占めているといいます。特に女性は閉経後に発症するケースが多く、60歳以上の女性は、全員骨粗しょう症予備軍といっても過言ではありません。

骨粗しょう症は、かんたんにいうと、骨がもろくなって骨折しやすくなる病気です。米国立衛生研究所（ＮＩＨ）によると、「骨強度の低下を特徴とし、骨折のリスクが増大しやすくなる骨格疾患」と定義されています。

私たちの骨は、本来は新陳代謝を繰り返すことによって、骨折しにくい強度を保っています。ところが、加齢や悪い生活習慣などが原因で骨吸収のスピードが速くなったり、遅くなったりすると、骨吸収と骨形成のバランスが崩れてきます。

スピードが速くなると骨形成が追いつかなくなります。遅くなると、一緒に骨形成も遅くなりますが、骨をつくる作業は時間がかかるため、時間の経過とともに、やがて骨形成が追いつかなくなります。

そして、**骨の量が減少して強度が低下し、折れやすくなる**のです。

女性も、男性も
骨量はどんどん少なくなる

骨量のピークは20代。女性は閉経後に急減

骨は、生まれた瞬間から成長しています。

生まれたばかりの赤ちゃんの骨量はたった数十グラムですが、からだの成長とともに骨量も増えていきます。

0歳から20歳までが骨の成長期。骨量がどんどん増えていく時期になります。

10代になると男子は男性ホルモンの作用によって骨が強くなり、女子は初潮を迎えて女性ホルモンの分泌がはじまり、一般的に**男女とも20歳前後で一生のうちでもっとも骨量の多い最大骨量に達します。**

ただし、最大骨量は、生活習慣や環境によって異なります。

このピークの時期に最大骨量が一定の水準に達していないと要注意。加齢などで骨量が減り始めたときに、早い段階で骨粗しょう症のレベルにまで落ち込んでしまう可能性があります。

ピークを迎えた後は、40歳頃までは一定の骨量を維持し続けますが、その後は加齢とともに骨づくりのスピードが衰え、男性も女性も徐々に骨量が減少していきます。

女性の場合は、閉経を迎えて50歳頃から、急速に骨量が減少します。

これは、閉経により卵巣の働きが低下して女性ホルモンの分泌量が一気に減少することで、骨を壊すスピードが加速するからです。

女性ホルモンの一種であるエストロゲンには、骨吸収をゆるやかにして骨からカルシウムが流出するのを抑制する働きがあります。

閉経後10年間で女性の骨量は15～20％も減少するといわれ、60代の女性の多くが若い頃の80％前後まで骨量が低下します。そして骨粗しょう症、または、骨粗しょう症予備軍の仲間入りをしてしまうのです。

その後、65歳前後を過ぎると骨量の減少は次第にゆるやかになっていきますが、減少が止まることはありません。

更年期男性にも骨粗しょう症が急増中

加齢の影響を受ける骨粗しょう症は年齢とともに発症率が高くなりますが、**最近は**

40代の女性にも骨粗しょう症になる人が増えてきています。

これは、偏食や極端なダイエットなどにより、女性ホルモンの分泌が減ってしまうことが原因といわれています。また、若い頃と比べると腸でのカルシウムの吸収が悪くなることも、骨がもろくなる原因になります。

一方、男性の場合は女性ほどの急激な変化はありませんが、65歳前後には骨粗しょう症のリスクが徐々に高まり始めます。**骨粗しょう症の推計患者約1300万人のうちの約300万人は男性**といわれていますから、男性だからといって油断できるものではありません。

最近注目されているのが、更年期の男性に増加している骨粗しょう症です。**糖尿病や動脈硬化などの生活習慣病などが原因で、骨量は減っていないにもかかわらず質が劣化し、骨が弱くなる**ことが問題になってきています。

スカスカ骨はグシャッとつぶれる

弱った骨は、かんたんに折れる

骨折というと、長い骨がポキンと折れるイメージがありますが、骨粗しょう症による骨折はそれとは異なります。

骨粗しょう症の骨折は、ポキッではなく、グシャッ。

骨粗しょう症になると、骨のなかのカルシウムが抜けてスカスカになっているため、折れるというより、つぶれるという表現が適切です。**もろくなって弱った骨は、わずかな力が加わっただけでもかんたんにつぶれてしまいます。**つまずく、転ぶ、軽い荷物を持ち上げる、尻もちをつく、くしゃみ・咳をするなど、日常生活のちょっとした動作でもかんたんに折れてしまいます。

からだのなかで折れやすいところは、次の4カ所。

背中や腰（脊椎椎体）
手首（橈骨遠位端）
腕の付け根（上腕骨近位端）
足の付け根（大腿骨近位部）

この4カ所は、4大骨折部位ともいわれています。

骨折場所によって一生寝たきり生活も

もちろん骨折したからといって、すぐに死にいたるわけではありません。**問題なのは、骨折した場所や症状によっては、そのまま寝たきりになるケースがあるということ**です。

特に知らないうちに折れてしまう背中や腰、骨折すると大ごとになりやすい足のつけ根は要注意です。背中や腰、足の付け根が骨折すると、立つことも、座ることも、歩くこともできなくなります。

重症の場合は、即入院ということになるでしょう。

ちょっとつまずいて転んだだけと思っていても、日常生活を送るために必要不可欠な骨が折れてしまうと、そのまま一生寝たきり生活になる可能性もあるのです。

日本人の50歳以上の女性が生涯で骨折する確率

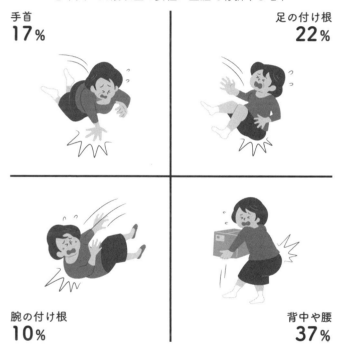

出典：Hagino H Osteoporos Int2005 Hagino H Bone 1999
Fujiwara S JBMR2003より改変

気づかない「いつの間にか骨折」

弱った骨を放っておくと、いつの間にか背中がグシャ

4大骨折部位の話をしましたが、もっとも多いのが**背骨の骨折**です。**背骨の骨折がやっかいなのは、気づかないうちに折れていることです。**いつ折れたのかさえわからないこともよくあります。

背骨は、椎骨という小さな骨が積み重なってできています。

椎骨の要となるのが椎体という部分です。骨粗しょう症になると、この椎体の内部がスカスカに変質してもろくなり、からだの重みや骨同士がぶつかりあうときの衝撃で押しつぶされて変形してしまいます。

まさに、知らないうちにグシャ。

これが、骨粗しょう症による「**椎体圧迫骨折**」です。

椎体圧迫骨折は、いつの間にか発症して、自分では気がつかないうちにどんどん進行していきます。

椎骨は小さいうえに、ゆっくりつぶれていくので、ほとんど痛みを感じません。そのため、いつ骨折したのかわからないという人が多く、「**いつの間にか骨折**」とも呼ばれています。

背中の骨折は、骨折の連鎖を引き起こす

椎体圧迫骨折が怖いのは、ドミノ骨折（骨折の連鎖）になることです。折れていることに気づかずそのまま放置していると、次々と骨折を引き起こします。しかも、背中や腰だけでなく、足の付け根や手首の骨折のリスクまで高めます。そのリスクは、背中や腰が4・4倍、足の付け根が2・3倍、手首が1・4倍になるという報告があります。

そしてドミノ骨折で日常生活が制限された状態が長期間にわたると、やがて身体機能が衰え、そのまま寝たきり状態になります。

椎体圧迫骨折を起こした人は、その後の5年間の生存率が約80％というデータがあります。約40％の人は5年以内に亡くなってしまうということです。

つまり、**椎体圧迫骨折は「背中の骨が折れた」だけではなく、高齢者にとっては生命にもかかわる重大なケガ**なのです。

ドミノ骨折を防ぐには、「いつの間にか骨折」をできるだけ早く発見することです。椎体圧迫骨折の症状が進行すると、背中や腰に痛みを感じる、腰が曲がって背中が丸くなる、身長が低くなるといった異変が表れます。

安静にしているときは感じなくても、体を動かすと背中や腰に痛みを感じることもあります。

これらの自覚症状を少しでも感じたり、身近な人に指摘されたりしたら、すみやかに病院で検査を受けるようにしましょう。

軽症の段階なら、ドミノ骨折を回避することは可能です。

足の付け根を骨折すると50％が5年以内に亡くなる

骨粗しょう症になると足の付け根もかんたんに折れる

背骨の次に多いのが、足の付け根、大腿骨近位部の骨折です。

近年、大腿骨近位部を骨折する高齢者が急増しています。

特に、椎体圧迫骨折にかかった人は、大腿骨近位部骨折を発症するリスクが高くなるといわれています。

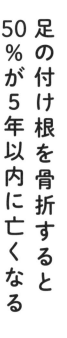

大腿骨近位部骨折の原因の第1位は、転倒です。

大腿骨はからだのなかでも太い骨で折れにくいイメージがありますが、骨粗しょう症で骨が弱くなっていると、軽い衝撃でもかんたんに折れてしまいます。


年をとると、運動機能が衰え、若い頃に比べると転びやすくなっています。

立ち上がるときにバランスを崩してよろけた、ちょっとした段差につまずいたなど、ささいなことが骨折につながります。骨が著しく弱くなると、寝るときや介護中のおむつを交換するときなどにも骨折を発症することがあります。

足の付け根の骨折も死にいたるケガ

太ももの付け根の骨折も、背骨の骨折と同じように、高齢者にとっては死にいたるケガになります。

というのは、**太ももの付け根を骨折すると、要介護生活につながるリスクが圧倒的に高くなる**からです。

大腿骨を骨折すると、当たり前ですが、治るまで歩けなくなります。

長期入院すれば身体機能も衰えるため、骨折部分の完治に加え、骨折前のからだに戻すには相当な時間がかかります。

現実的には、**骨折前のからだに戻せる人は全体の50％程度**といわれています。

先ほど、背骨の骨折の5年生存率は約80％と紹介しましたが、大腿骨の骨折はそれよりも低く約50％。**2人に1人は5年以内に亡くなる**ということです。

もっと厳しい数字を紹介すると、5人に1人が骨折後1年以内に亡くなっています。

骨の健康を軽く見ていると、想像もしていなかった悲しい人生の結末を迎えることにもなるのです。

大腿骨近位部骨折の発生患者数（全国）

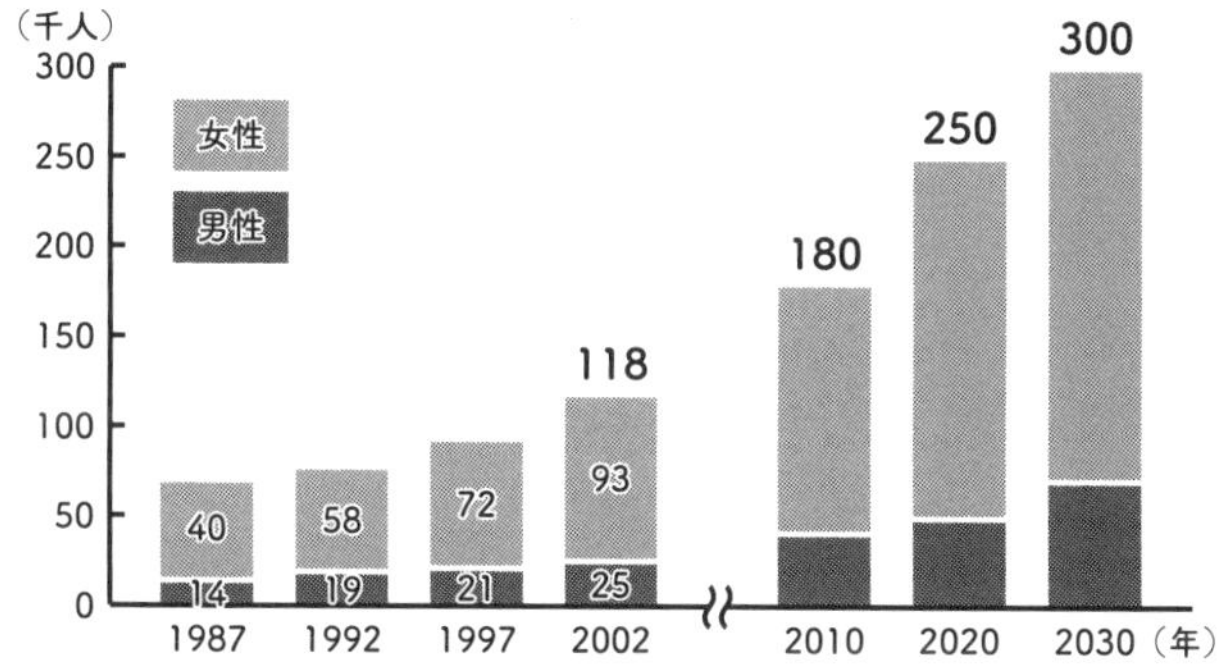

出典：日本整形外科学会等の報告より

椎体骨折・大腿骨近位部骨折による生命予後のへの影響

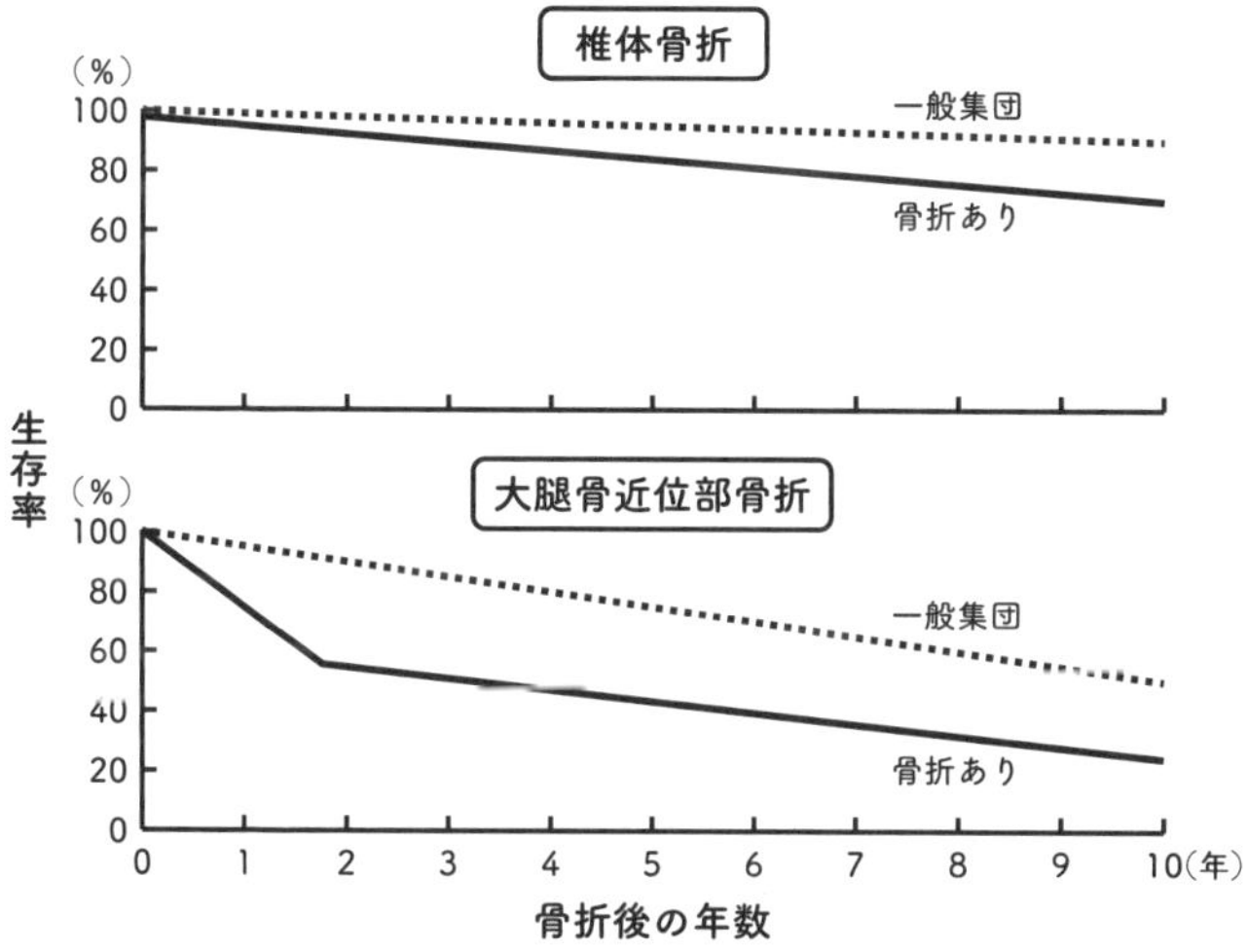

出典：三重大学医学部大学院医学系研究科整形外科　資料より作成
Tsuboi M.et al,J Bone Joint Surg Br.2007.89.461-466.

うつ病や認知症の引き金にも

外出が減ると心の病気につながる

背骨や足の付け根を骨折すると、完全に元のからだに戻るのがむずかしくなります。そうなると、行動範囲がどんどん狭くなります。

それまでは、友人や知人の家まで行くのは平気だったのに、からだを動かすと痛いとか、歩くのに時間がかかるなどといったことを理由に、行く回数が少なくなります。

それまでは隣の駅のスーパーまで買い物に出かけていたのに、近くのスーパーで済ませるようになり、行く回数も少なくなります。

行動範囲が狭くなると、心の病の引き金になることもあります。

ストレス社会といわれる現代は、日本でも気分障害（うつ病と双極性障害）の患者数が増加傾向にあります。それは、高齢者も例外ではありません。

平成29年の厚生労働省の調査によると、気分障害の患者数は１２０万人を超え、65歳以上でうつ病の治療を受けている人は40万４０００人になります。平成23年が27万８０００人ですから、わずか6年で約1・5倍に増えていることになります。

うつ病のはっきりとした原因は解明されていませんが、ひとつは外出の機会が減り、人や社会と接する機会が少なくなることではないかといわれています。

社会との接点がなくなると、ネガティブ思考に陥りやすくなることで、うつ病を発症するのではないかと考えられているのです。外に出ない**ひきこもりの生活が長くなると、それだけ脳の刺激も少なくなるため、認知症につながる**リスクもあります。

骨が弱いと見た目も老ける

シワ、たるみの原因も、もしかすると骨の老化？

いつまでも若々しくキレイでいたい女性にとって、年齢を重ねるとともに気になってくるのは、顔のシワやたるみではないでしょうか。

シワやたるみの原因には、紫外線や肌の乾燥、筋肉の衰えなど、さまざまな要因があげられますが、「骨の老化」も関連しています。

実は、骨がもろくなると、老いた印象を与えるようになるのです。

頭蓋骨は、私たちの顔を支える大切な土台です。

この土台となる**頭蓋骨の骨が弱くなると、骨が小さくなります。そうなると、骨の上にのっている皮膚や筋肉は、余ってたるんでしまいます。**それが、シワやたるみの原因になるのです。

顔の骨が小さくなると、目のくぼみが広がり、目の下のクマやたるみ、目尻のシワ、頬のたるみなどが目立つようになります。

また、骨が小さくなることで余ってしまった筋肉や脂肪が重力で下がることによって、ほうれい線のシワも深くなります。

高齢者を描いたイラストでよく見る口のまわりの放射状の線は、まさに顔の骨が衰えたことによる老け顔といえます。

骨密度が高いほど、皮膚にハリや弾力がある

骨が弱くなると、顔が老化します。

人間の顔は、ほんの少し骨が変形するだけでも、見た目の印象が大きく変わってしまうものです。骨密度が減少して顔のシワやたるみが目立つようになると、10歳以上老けて見られることもあります。

最近の研究では、顔のなかでも特に、下あごの骨がもっとも縮小しやすい部位であることがわかってきました。

下あごの骨が縮小すると、口元の周囲にシワが寄って、とたんに老人の印象が強くなります。

また、骨が健康で骨密度が高い人ほど、皮膚にハリや弾力があるというデータも出ています（＊14）。

骨密度の低い人ほどシワが多く、老けて見えるということです。

アメリカの調査では、顔面の骨密度はほかの部位の骨よりも早く減少し、またその減少は40代の比較的若いうちから進行することが報告されています（＊15）。

つまり、**見た目年齢を左右するのは、骨**ということです。

美しくみずみずしい肌を保つためには、もちろんスキンケアは大事です。しかし、いくらお肌のお手入れをしても、その土台となる骨が衰えてしまえば、シワやたるみは防ぎようがありません。

いつまでも若々しい肌と美しさを保つ秘訣は、骨の劣化を抑えることなのです。

背中に痛みがあるときは迷わず検診へ

健康で長生きするために、いますぐ骨密度を調べる

骨折を予防することは、健康で元気に長生きするためには不可欠です。そして、その最大の原因となる骨粗しょう症を予防するには、日頃から骨を強くする生活を心がけることです。

その習慣が、若返りホルモンが出る「ひざたたき」です。

コツコツと「ひざたたき」を続けることで、加齢による骨密度の減少を完全に止め

ることはできませんが、そのスピードを遅らせ、骨粗しょう症の発症を抑えることはできます。また、発症していたとしても、骨粗しょう症の進行を抑え、骨折を予防することが可能です。

そのためにも、早期発見が大切になります。

症状が進行してくると腰や背中に痛みを感じるようになりますが、このときにはすでに背中や腰の骨などが折れている場合もあります。ここで気づけばよいのですが、ほとんどの人が日常的な疲れのせいかと見逃しがちです。

「猫背になってきた」

「背が縮んできた」……

友人や家族などから、そう言われるようになったら要注意。

骨粗しょう症の病状が進むと、重力に負けて背骨がつぶれて身長が低くなったり、背中が曲がって姿勢が悪くなったりするからです。

治療のために病院に行ってはじめて骨粗しょう症であることを知らされるケースも珍しくありません。

骨折して、寝たきりになってしまっては、もはや手遅れ。その前に適切な治療をすることです。つぶれてしまった骨は元に戻ることはありませんが、それ以上進行しないようにすることはできます。

背中や腰の痛みなど気になる症状を感じたら、日常的な疲れだと思わずに、骨粗しょう症検診を受けることをおすすめします。

女性の場合は、各市町村の自治体で、40歳以上を対象に骨密度の検診を実施しているので、近くの保健所などに問い合わせてみましょう。

第6章

生活習慣から骨を強くする

カルシウムだけじゃダメ！骨をつくる栄養素とは？

骨づくりには、骨をつくる栄養分も必須

骨を強くするには、骨に刺激を与えることに加えて大事なことがあります。

それは、骨をつくるための栄養素をしっかり摂ることです。

「ひざたたき」で骨づくりのスイッチ入れても、骨の材料となる栄養が足りなければ新しい骨をつくることができません。骨がつくれなければ、若返りホルモンもうまく出せないことになります。

骨をつくる栄養素として、まず頭に浮かぶのはカルシウムではないでしょうか。

たしかに、骨の主成分であるカルシウムは、骨づくりにとって重要な栄養素です。

しかし、カルシウムだけを摂取していればいいかというと、そうではありません。

いつまでも丈夫な骨を維持するには、牛乳を毎日飲んでいれば十分というわけではないのです。


栄養素は互いに補い合って作用するもので、相互効果が期待できる栄養素を一緒に摂取することで、それぞれの働きをさらに高めることができます。

例えば、**たんぱく質（コラーゲン）**がなければ、骨の土台をつくれません。

カルシウムをからだのなかに入れても、それをしっかり吸収するにはビタミンDが必要です。骨が壊れるのを防ぐには**ビタミンK**、骨が壊れて流出するカルシウムを守るのは**カリウム**……。

骨づくりに欠かせない栄養素はたくさんあります。

このほかにも、骨の弾力性を保つ**マグネシウム**、骨の細胞が元気に働くように後押しする**亜鉛**、活性酸素の攻撃から細胞を守る抗酸化作用にすぐれた**カロテノイド**、骨の質を高める**ビタミンB6やビタミン**B_{12}、**葉酸**なども、骨づくりをサポートする重要な栄養素です。

基本はバランスのとれた食事

先にあげた栄養素を過不足なく食生活に取り入れることが、健康で丈夫な骨をつくるカギとなります。

骨づくりのための栄養素というと、なんだか難しく聞こえるかもしれませんが、肉・魚・卵・大豆製品、乳製品、野菜など、日頃からバランスのとれた食事をしていれば十分に摂れるものばかりです。

私たちのからだは食べたものからできています。

骨も例外ではなく、偏食やバランスの悪い食事、不規則な食生活が骨に悪影響を及ぼすことは言うまでもありません。

食事は1日3食、朝・昼・晩に規則正しく食べること。

栄養が偏らないように主食、主菜、副菜をきちんと摂り、バラエティ豊かな食材を組み合わせて、骨によい食生活を心がけましょう。

あとは、コツコツと「ひざたたき」を続ければ、いつまでも丈夫な骨を維持することができます。

日本人はカルシウムが全然足りない！

男性も女性も、国の推奨量に届いていない

それでは、骨を強くする主な栄養素をさらに細かく解説していきましょう。

まず、カルシウム。

みなさんも、子どもの頃、「骨を丈夫にするためにカルシウムをたくさん摂りなさい！」と言われた経験があると思います。

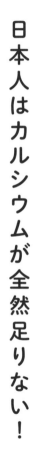

カルシウムは、私たちの骨や歯をつくる重要な栄養成分です。

それ以外にも、筋肉の収縮や神経伝達のコントロール、ホルモンの分泌などにも深くかかわっています。

カルシウムが欠乏すると、骨づくりの「骨吸収」のときに活躍する破骨細胞が暴走し、骨がもろくなるリスクが高まります。骨芽細胞が頑張っても、骨が壊されるスピードに骨をつくるスピードが追いつけなくなるからです。

骨を丈夫に保ち、からだの機能を正常にするために欠かせないカルシウムですが、**日本人の多くは、慢性的なカルシウム不足**です。

厚生労働省が5年ごとに発表する「日本人の食事摂取基準（２０２０年版）」によると、１日の推奨摂取量は次のとおりになります。

成人男性は７００〜８００mg。

成人女性は６５０mg。

また、骨粗しょう症の予防や改善を目指すのであれば、1日800㎎のカルシウムを摂ることが望ましいとされています。

ところが、「令和元年国民健康・栄養調査結果」によると、**日本人のカルシウム平均摂取量は1日約500㎎。厚生労働省の推奨値に比べて少ない**のが現状です。男女別にみると次のようになります。

男性は517㎎。
女性は494㎎。

カルシウムは加齢とともに吸収率が下がる

カルシウムは体内で合成できないので、食べ物から摂るしかありません。
カルシウムを豊富に含む食品の代表格といえば、いわしの丸干しやちりめんじゃこ、ししゃもなどの小魚類です。

牛乳やチーズ・ヨーグルトなどの乳製品も、吸収率のよいカルシウム源として欠かせません。日本人の食生活は、欧米人に比べると乳製品などを食べる機会が少ないので、意識的に摂る必要があります。

野菜のなかでは、小松菜やモロヘイヤ、水菜、チンゲン菜、しゅんぎくなどにカルシウムが多く含まれています。そのほか、豆腐や納豆などの大豆製品、海藻類、ごまや乾燥ひじき、切り干し大根などもおすすめです。

カルシウムは、加齢とともに吸収率が下がるため、若い頃と同じように摂っていても不足しがちになります。意識して、推奨値より少し多めに摂るようにしましょう。

カルシウムはいろいろな食材に含まれているので、上手に組み合わせてカルシウム不足を防ぐことです。

15分の日光浴でビタミンDを補充

カルシウムも効率よく活用するにはビタミンDが欠かせない

からだに入ってきたカルシウムを効率的に活用するために作用するのが、ビタミンDです。

ビタミンDは、腸でのカルシウムの吸収率を高めます。

ビタミンDが十分に摂れていれば、加齢によるカルシウムの吸収率の低下を抑える

ことができます。

また、ビタミンDには、血液中のカルシウム濃度を一定に保つ働きもあります。カルシウムが不足すると骨を溶かしてカルシウムを補いますが、このときビタミンDが、カルシウムが尿として排泄されてしまわないよう再吸収を促してくれます。

このように、カルシウムの働きをサポートするビタミンDは、丈夫な骨を維持するためになくてはならない存在といえます。カルシウムを十分に摂っていても、ビタミンDが不足していると骨を強くすることはできないのです。

ビタミンDを豊富に含む食品には、鮭やイワシ、ウナギなどの魚類をはじめ、牛乳、チーズ・ヨーグルトなどの乳製品、天日干しの乾燥しいたけやキクラゲなどのキノコ類があります。

1日15分の日光浴タイムをつくる

ビタミンDは食材から摂るだけでなく、日光を浴びることによって体内でも合成されるという特徴があります。

毎日の食材からビタミンDを摂るために、あれこれメニューを考えるよりも、日光浴ならかんたんです。外に出て太陽を浴びるだけでいいのですから、誰にでもできます。

ところが最近は、紫外線による皮膚のダメージや老化、がんの発症などを恐れて、過剰なまでに紫外線を避ける人が増えています。外出するときも、肌がまったく露出しないよう完全防備のいで立ちの人も見受けられます。

紫外線を完全に防御して過ごすことはビタミンDの欠乏を招きやすく、骨を弱くする恐れがあるので注意しましょう。

紫外線によるビタミンDの生成量は、夏場より冬場のほうが少なくなります。特に、日照時間が少ない北日本などに住む人は、冬場は意識的に紫外線を浴びる必要があります。

「紫外線を浴びなさい」というと抵抗がある人もいるでしょうが、長時間浴びる必要はありません。

ビタミンDを合成するためには、顔や、ひじから手までの部分を15分くらい日光に当てるだけで十分に効果があります。

近所のスーパーに買い物に行くときや公園を散歩するとき、ベランダに洗濯物を干すときなどちょっとした時間を利用して、日焼け止めを塗らずに過ごす「日光浴タイム」をつくるといいでしょう。

コラーゲン不足で骨が骨抜きに

コラーゲンは、良質なたんぱく質から摂る

骨は「カルシウムのかたまり」と思われがちですが、カルシウムを主成分とする無機物（ミネラル）が約70％、残りの約20％は有機成分でできています。有機成分の9割は、たんぱく質の一種であるコラーゲンで、そのコラーゲンが骨の土台をつくり、そこにカルシウムが付着して骨ができあがります。

骨の構造を鉄筋コンクリートの建物に例えるならば、カルシウムによってつくられるのが「コンクリート」の部分で、そのコンクリートを固定している「鉄筋」の役割を果たしているのがコラーゲンです。

コンクリートはそれだけだと意外ともろく、なかに鉄骨の骨組みを入れることで強度が生まれます。

つまり、たんぱく質が不足すると、どんなに多くのカルシウムを摂っても十分な強度が得られないということです。そのたんぱく質のなかでもコラーゲンが足りないと、強度不足のもろい骨になってしまいます。

骨を強くするためになくてはならないコラーゲンをつくるには、良質なたんぱく質を含む食品をしっかり食べることです。

たんぱく質の摂取量は、加齢とともに少なくなります。

特に、「年をとると肉を食べなくなる」といわれるように、高齢になると動物性のたんぱく質を控える人が多くなる傾向があります。その結果、骨に十分な栄養が行きわたらず、骨が弱くなる。高齢者のたんぱく質不足は問題視されてきていて、厚生労働省もたんぱく質の摂取基準の下限を引き上げています。

ちなみに、65歳以上では、少なくとも1日に体重1kgあたり1g以上の摂取が望ましいとされています。

動物性と植物性をバランスよく

たんぱく質を多く含む食品には、大きく分けて「動物性」と「植物性」の2種類があります。

牛肉・豚肉・鶏肉などの肉類や、卵、牛乳・チーズなどの乳製品に多く含まれているのが、動物性たんぱく質です。一方、米などの穀物類、豆腐や納豆などの大豆製品に多く含まれているのが、植物性たんぱく質です。

たんぱく質を上手に摂取するポイントは、動物性と植物性の両方をバランスよく摂ることです。

たんぱく質の栄養素は、動物性と植物性でそれぞれ違っています。どちらかに偏りが出てしまうと、きちんと量を摂っているつもりでも、実は必要な栄養素が不足しているということもあります。

たんぱく質は、脂質や糖質などに比べて体内に貯蔵しておける量が少ないとはいえ、一度に摂り過ぎて過剰摂取になると、糖尿病や心血管疾患の発症リスクの増加につながる可能性があるといわれます。

1回の食事でまとめて摂るのではなく、1日の摂取量を目安に3食バランスよく摂ることが大切です。

健康に欠かせないビタミンC

ビタミンCが欠乏すると、骨がどんどんもろくなる

美肌やアンチエイジングなど美容効果で知られるビタミンC。骨づくりにも欠かせない栄養素のひとつです。

ビタミンCは、骨の土台をつくるコラーゲンを体内で生成するときに必要となる酵素の働きをサポートします。ビタミンCが欠乏した状態が続くとコラーゲンの生成量

が低下し、どんどん骨がもろくなっていきます。

最新の研究では、ビタミンCを摂ることで骨密度が増えるという報告もあります。

また、ビタミンCには、骨の修復を促進する働きもあります。

骨折したときは、意識的にビタミンCを多く含む食品を摂ることが回復を早めるカギになります。

コラーゲンが生成されなくなり血管などの組織が壊れる「壊血病」という病気がありますが、これはビタミンC不足が原因で発症するといわれています。


さらにビタミンCには、活性酸素を消失する抗酸化作用もあります。


私たちのからだは、空気中の酸素を取り入れてエネルギーを生み出す過程で、活性酸素を発生します。取り入れた酸素の数%が活性酸素になるといわれています。

活性酸素は体内に侵入したウイルスや細菌を撃退してくれる免疫物質ですが、過剰に増え過ぎると正常な細胞まで攻撃してしまいます。

活性酸素が増え過ぎる原因はさまざまで、ストレスや偏った食事、不健康な生活習慣、喫煙、飲酒、加齢、過労、過度の運動、肥満、紫外線、大気汚染、食品添加物などがあります。

この発生した活性酸素を素早く消去してくれるのが、強力な抗酸化パワーを持つビタミンCなのです。

体内でつくれないビタミンCは食事で摂るしかない

骨にも健康にもうれしいビタミンCですが、私たち人間は、ビタミンCをつくる酵素を持たないため、からだの中でビタミンCを合成することができません。そのため、毎日しっかり食事から必要量を摂る必要があります。

ビタミンCは、新鮮な野菜やフルーツに豊富に含まれています。野菜やフルーツを多く摂取している人は、骨量が多い傾向があるというデータもあります。

ビタミンCとたんぱく質を組み合わせたメニューは、強い骨をつくるにはピッタリの相性。コラーゲンを増やすためにはたんぱく質を摂ることですが、ビタミンCがなければコラーゲンをつくれないことも忘れないでください。

丈夫な強い骨をつくるにはビタミンC。積極的に摂るように心がけましょう。

サプリを飲むならひざたたきとセットで

サプリだけで骨は強くならない

骨づくりにかかわるサプリメントはたくさんあります。

ここまで紹介してきた栄養素である、カルシウム、コラーゲン、ビタミンD、ビタミンK、マグネシウムなども、サプリメントで摂ることができます。ドラッグストアへ行っても、インターネットを使ってもかんたんに手に入れられます。

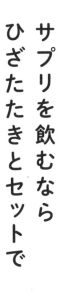

しかし、**骨を強くしたいなら、栄養素をひとつだけたくさん摂っても意味がありません。**さまざまな栄養素が必要となるのが、骨づくりです。つまり、バランスよく摂ることが大切なのです。

そのためには、栄養素は食材から摂るのがベスト。

一つひとつの食材には、多種多様な栄養素が含まれています。**骨づくりに必要な栄養素は特別なものではなく、そうしたふだん使っている食材から十分に摂れるものばかり**です。

どうしても食事がおろそかになりがちな忙しい人たちにとって、サプリメントでの栄養補給は有効な手段のひとつですが、頼り過ぎるのはよくありません。

サプリメントをよく利用する人のなかには、「サプリさえ飲んでいれば大丈夫」と安心して食事に気を配らない人や、１日３回食事代わりにサプリを飲んでいるような人もたくさんいますが、これはＮＧ。

サプリの過剰摂取は偏った栄養素の摂り過ぎにつながり、体調不良を招いたり、免疫力や咀嚼力を低下させたりする要因にもなりかねないので注意が必要です。

サプリメントは、あくまでも補助食品。

まずは自分の食生活を見直し、骨に足りない栄養素を食材で摂れない場合はサプリで補うという発想に変えていくようにしましょう。

どんなにすぐれたサプリメントでも、それで摂れるのは表記されている栄養素のみ。どんなにたくさんのサプリメントを摂取しても、バランスのとれた食事には勝てません。それに、栄養素を摂るだけでは骨は丈夫になりません。これだけ飲んでいれば骨が強くなる！　というような、夢のサプリメントなど存在しないのです。

サプリを飲んでいるなら、なおさら毎日コツコツ「ひざたたき」。

サプリで摂った栄養素を、骨づくりにしっかり使い切りましょう。

無理なダイエットは骨を弱くする

骨づくりに女性ホルモンは必須

骨をつくる栄養素が不足しやすい習慣として気をつけたいのが、ダイエットです。特に、骨の成長のピークを迎える20歳前後にダイエットのために極端な食事制限をした人は、骨をつくるために必要な栄養素が行きわたらず、骨粗しょう症の発症リスクが高くなるといわれています。

無理なダイエットや痩せ過ぎは、骨を弱くする要因になるのです。

あらゆるメディアで毎日のようにさまざまなダイエット方法が紹介されていますが、なかには骨の成長にとって危険なものもあるので注意してください。

断食のような絶食系ダイエットや、1種類の食べ物ばかりを摂る極端な食事制限ダイエットは、カルシウムやビタミンをはじめとする骨をつくる工程に欠かせない大切な栄養素の不足を招くことにつながります。

また、無理なダイエットは、無月経（3カ月以上月経がない）状態や生理不順を招くおそれがあり、女性ホルモンであるエストロゲンの分泌を低下させるリスクがあります。

女性ホルモンは、骨をつくる作業を促進し、骨密度の高いしっかりとした骨をつくるためにも欠かせない存在です。女性ホルモンの分泌が多くなれば骨密度は増加し、少なくなれば骨密度も減少します。

骨粗しょう症と閉経後の関連はよくいわれますが、女性ホルモンの減少は、年齢にかかわらず骨粗しょう症の引き金になります。

女性ホルモンが欠乏すると、骨をつくる作業のバランスを崩して骨がどんどん壊されてしまい、あっという間にスカスカな骨へと変質させてしまうのです。


それから、ダイエットのデメリットをもうひとつ。

体重を劇的に減らすと、骨への負荷が少なくなるため、骨密度が低下することもわかっています。

女性はいくつになっても「痩せたい」願望があるものです。しかし、骨粗しょう症のリスクを考えると、安易にダイエットに走るのは禁物。生活習慣病を予防するために体重を減らしたい人は、医師に相談して決めるようにしましょう。


骨折して自由に動けなくなってしまうと、きれいに着飾って遊びに行くことも、友だちと食事に行くことさえできなくなります。骨さえ丈夫なら、いつまでも美を追求することができます。

糖質制限ダイエットは要注意

炭水化物を抜くと骨が弱くなる

絶食系ダイエットや偏食系ダイエットは骨を弱くすることにつながりますが、最近よく耳にする「糖質制限ダイエット」にも注意が必要です。

糖質制限ダイエットとは、おかずのみを食べて、ごはん・パン・麺類などの「炭水化物」を抜くというダイエット方法です。

しかし、炭水化物を抜いた食生活を続けていると、骨を弱くする要因になります。

というのは、**炭水化物は、骨の主成分であるたんぱく質を合成するときに必要なエネルギー源になる**からです。

摂り過ぎている糖質を減らす程度ならかまいませんが、からだの機能を維持するために必要な糖質を、痩せるためにまったく摂らないのはナンセンス。極端な糖質制限ダイエットは健康を損なう恐れもあるので、あまりおすすめできません。

糖質制限と比べると、摂取カロリーを抑える「カロリー制限ダイエット」は、骨を強くするという視点からいえばOKなダイエット方法です。

カロリー制限は、絶食とは違います。

からだに必要な最低限のカロリーをキープしながら1日の摂取量をコントロールする方法です。**骨を強くするための栄養を摂りながらのカロリー制限であれば、骨が弱くなるリスクは低い**といえるでしょう。

骨を強くしたいなら朝ごはんはしっかり食べる

朝食を摂らない人の骨密度は低い

骨を強くする食習慣についても、いくつか紹介しましょう。

まず、朝ごはんはしっかり食べることです。

朝ごはんをしっかり食べる人のほうが、朝ごはんを食べない人よりも、骨が弱くなるリスクは低くなります。

「朝は時間がないから食べない」「ダイエットのために朝食は抜いている」という人

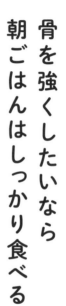

がよくいますが、**朝食を摂らない人の骨密度は3食しっかり食べている人より低い**という調査結果もあります（＊16）。

強い骨をつくるには、骨の材料となるカルシウムやたんぱく質をはじめ、ビタミン、ミネラルなどの栄養素がそれぞれ欠乏しないように気をつけなければいけません。栄養素の種類にもよりますが、１日に必要な量を１回の食事ですべて摂るのは現実的に難しく、どうしても栄養不足になりがちです。

また、栄養素のなかには、体内に余ったぶんを貯蔵できず、すぐに流れ出て行ってしまうものもあります。

だからこそ、**必要な栄養素を朝・昼・晩の3食に分けて規則正しく食べる習慣が大切**なのです。

骨を強くしたいなら、栄養が偏った食事や、食べたり食べなかったりという不規則な食生活は改めるようにしましょう。

ベジタリアンは骨が弱くなる⁉

骨づくりに動物性たんぱく質は必須

健康ブームで野菜しか食べないベジタリアン（菜食主義）の人が増えています。

なかには、肉や魚はもちろん、卵や乳製品も一切口にしないというヴィーガン（完全菜食主義者）もいます。

日本でもレストランやカフェでベジタリアン・メニューが用意されているように、「ベジタリアン」という言葉は、いまや一般にすっかり浸透しているといってもいいでしょう。

しかし、ベジタリアンは骨を強くする食事としてはおすすめしません。

野菜だけに偏った食生活は、骨を強くするという視点からはアウト。

野菜を摂ることは健康維持に大切ですが、肉を食べることを完全否定したり、できるだけ摂らないようにしたりすると、骨をつくるために必要な栄養素を十分に摂れなくなるからです。

丈夫な骨は、たんぱく質を多く含む食品をしっかり摂らなければつくれません。

特に、人間のからだのなかではつくれない必須アミノ酸が含まれている肉や魚などの動物性たんぱく質は必須です。

最近の研究では、**肉を食べることが老化の進行を遅くする**というデータも報告されています。

骨を強くするなら、コーヒーよりお茶

お茶は骨を守る抗酸化物質をたくさん含んでいる

毎日の生活に欠かせないコーヒーやお茶。

「コーヒーを飲まないと1日がはじまらない」というコーヒー派もいれば、「やっぱりお茶でしょう」というお茶派もいると思います。

それでは、どちらの習慣が骨を強くすると思いますか？

ポイントは、骨の細胞を攻撃する活性酸素を除去する抗酸化物質を、どちらが多く含んでいるか。

コーヒーにはクロロゲン酸、お茶にはカテキンという抗酸化成分であるポリフェノールが含まれていますが、お茶には、さらにベータカロテン、ビタミンCなども含まれています。

また、**お茶に多く含まれるカテキンには骨を強くする働きがあり、お茶を飲む習慣がある人は骨密度が高い**というデータも出ています。

つまり、骨を強くするなら、コーヒーよりお茶なのです。

コーヒーは、眠気覚ましになる、集中力を高めるなど、適量であればさまざまな効用が期待できる飲み物ですが、飲み過ぎは禁物。

コーヒーにはお茶よりも多くカフェインが含まれていて、カルシウムを尿と一緒に排出する作用があるといわれています。

余裕ができたらかんたん筋トレ&ストレッチで、さらに健康効果をアップ

骨が強くなれば筋肉も強くなる

骨が丈夫になってくると、いままでよりも、からだを動かしたくなります。

この章の最後に、「ひざたたき」と応用編の「足踏みトントン」のついでにできるかんたんな筋力トレーニングとストレッチを紹介しましょう。

「ひざたたき」はイスに座って行うので筋トレもストレッチも座ったままで、「足踏

みトントン」は立って行うので筋トレもストレッチも立ったままで行います。時間があるときや、興味があれば、筋トレとストレッチにも挑戦してみてください。

筋肉が強くなると、同じ動作でも、骨に負荷がかかるようになるので、さらに骨は丈夫になります。また、**ストレッチで関節の可動域が広くなると、同じ動作でも大きく動けるようになるので、やはり骨にかかる負荷は大きくなります。**

負荷が大きくなると骨が強くなるのは、司令塔である骨細胞から「負荷に負けないように、もっと丈夫な骨をつくれ！」というメッセージが送られるからです。逆に運動をまったくしない生活を送っている人の骨がどんどん弱くなるのは、「それで十分です」と脳が勝手に判断しているからでもあるのです。

骨が強くなれば筋肉が強くなる。

骨も筋肉も強くなれば、楽しい人生が待っています。

「ひざたたき」のあとに、筋トレ①

座ったままニーアップ

お腹と太ももを鍛えるトレーニングです。

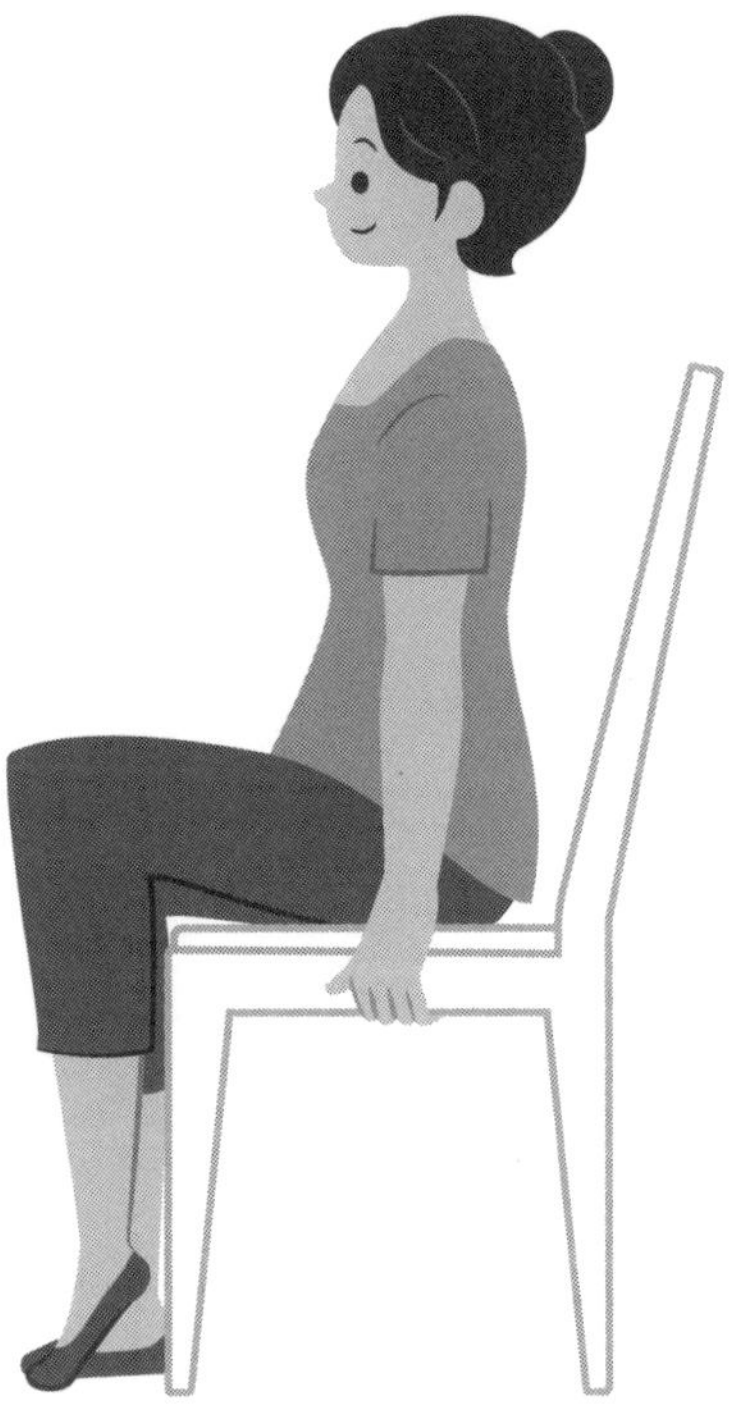

イスに座って両手でイスの端をつかみ、右足を浮かせて10秒キープします。 終わったら同じように左足も浮かせて10秒キープ。慣れてきたら、少し時間を延ばしてみましょう。

「ひざたたき」のあとに、筋トレ②

座ったままで腹筋運動

お腹の前側を鍛えるトレーニングです。

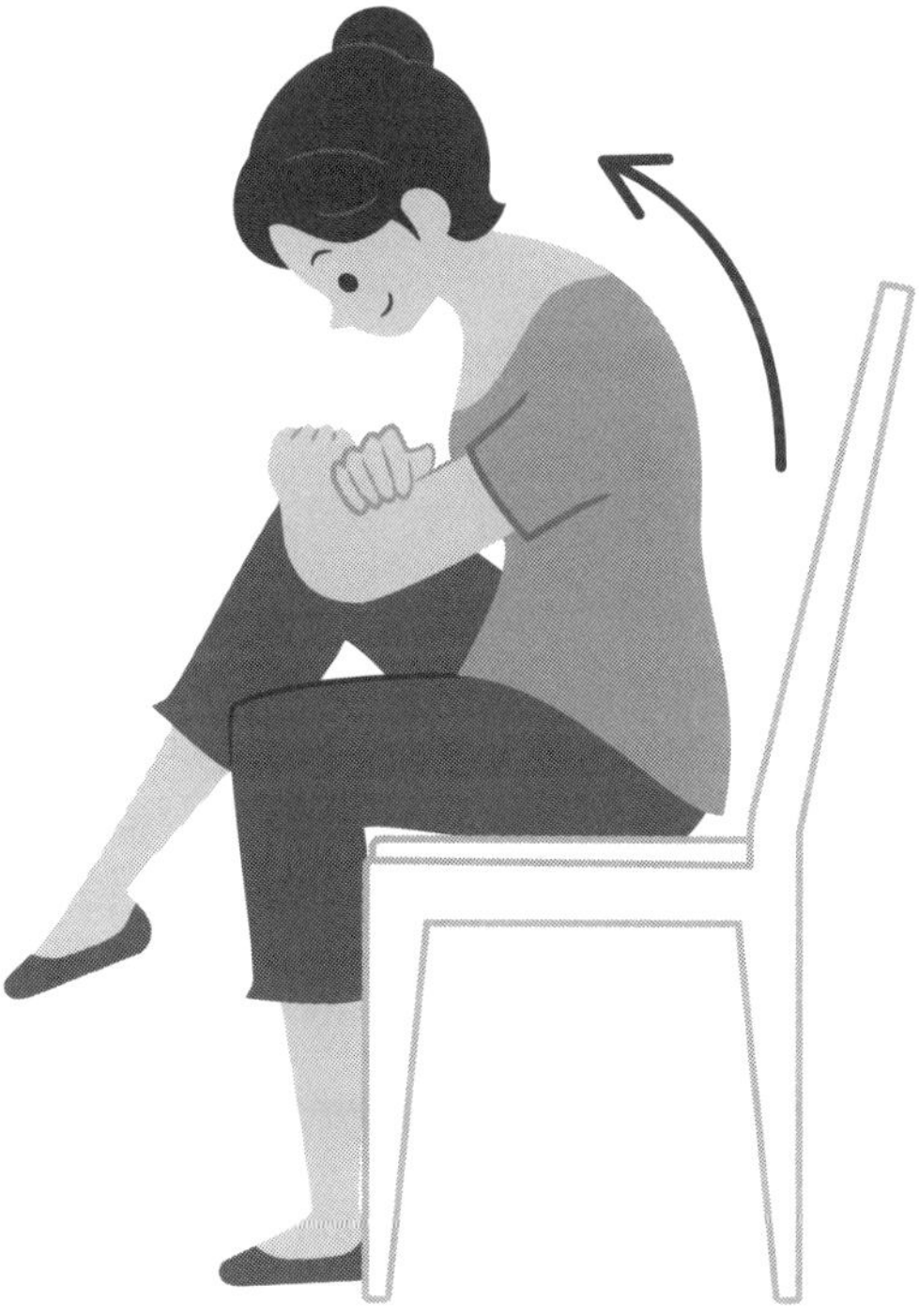

イスに浅く座って、胸の前で両腕を組み、背中を丸めながら片方のひざを上げます。ひじとひざが触れたらゆっくり元の姿勢に戻し、同じようにもう片方のひざを上げます。目標10回。

「足踏みトントン」のあとに、筋トレ①

スクワット

下半身全体を鍛えるトレーニングです。

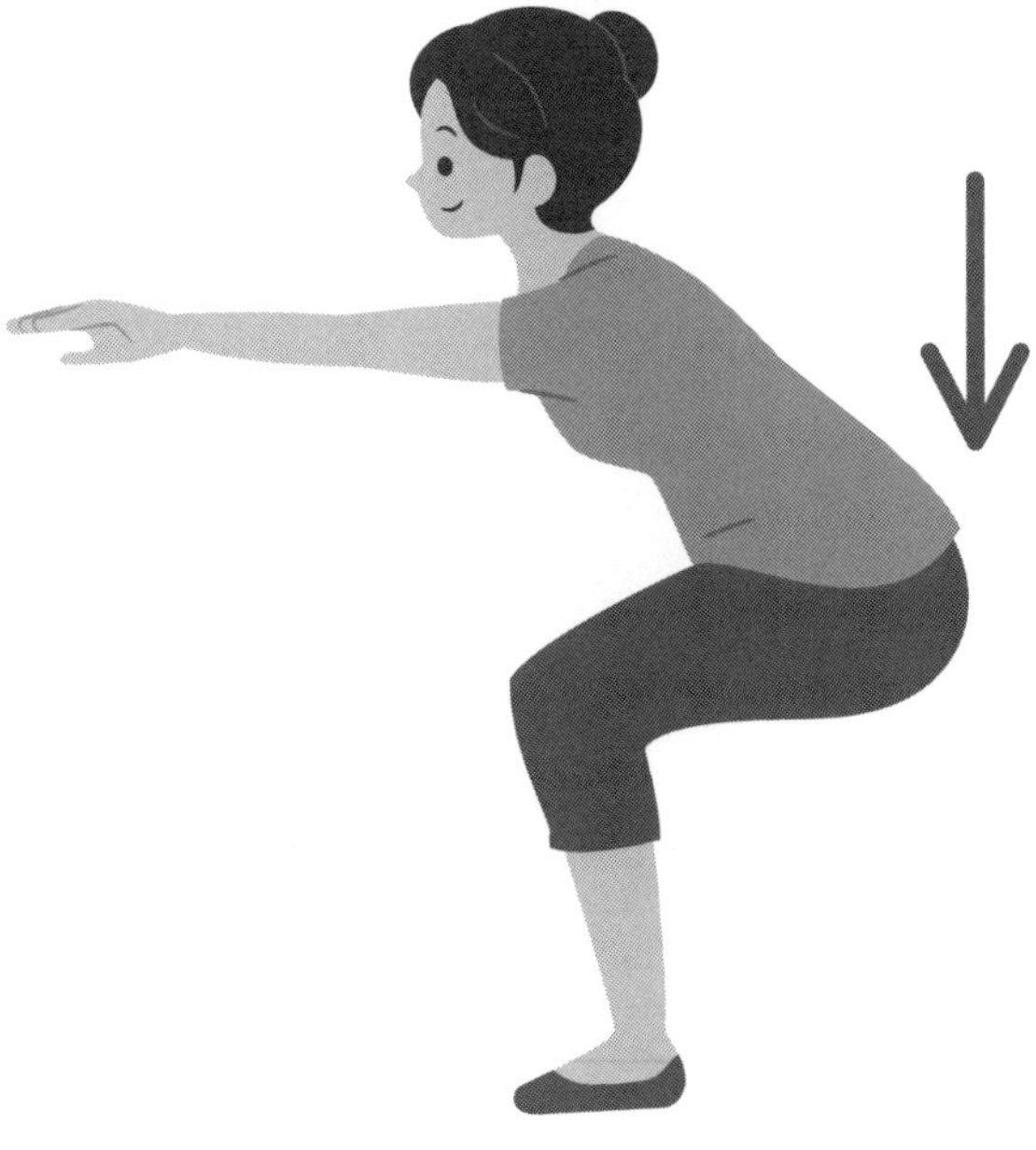

立った状態で腕を前に真っすぐに伸ばし、つま先よりひざが前に出ないように気をつけながら、ゆっくり腰を落とし、ゆっくり立ち上がります。目標10回。

「足踏みトントン」のあとに、筋トレ②

前かがみスクワット

下半身全体を鍛えるトレーニングです。

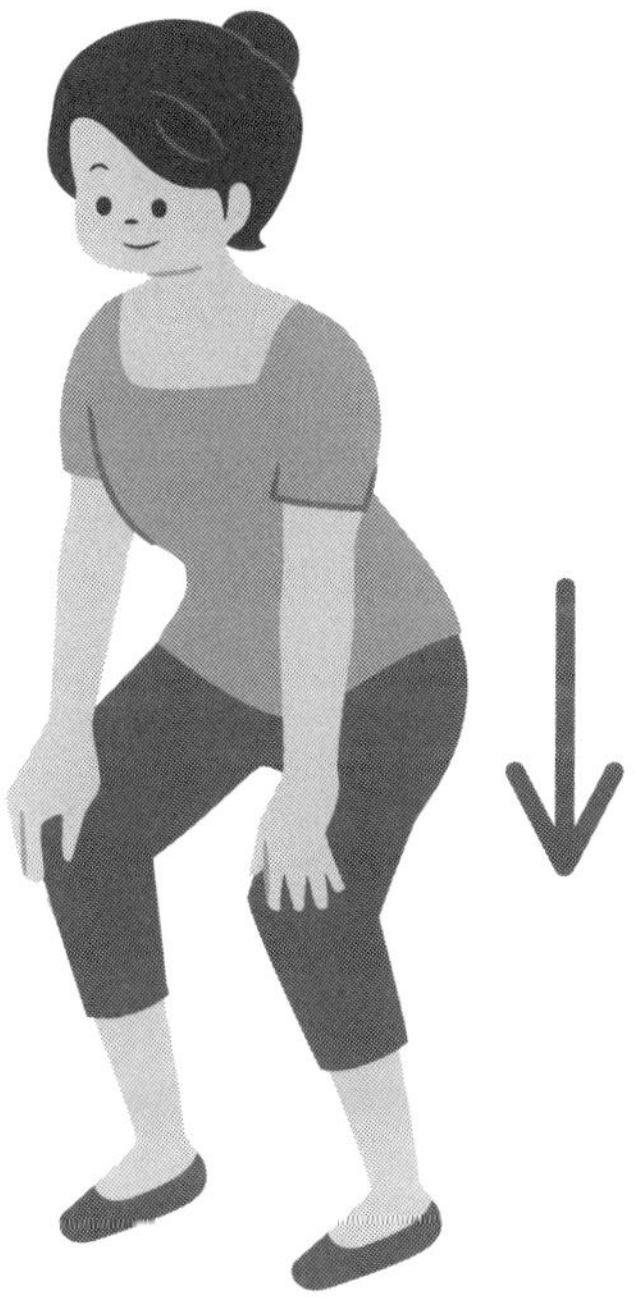

筋トレ①がきつい人は、ももに手を当てて立った状態から、手をひざのほうにすべらせながらゆっくり腰を落とし、ゆっくり立ち上がります。目標10回。

「ひざたたき」からのストレッチ①

座ったまま上体ひねり

背中からお腹までの筋肉をほぐすストレッチです。

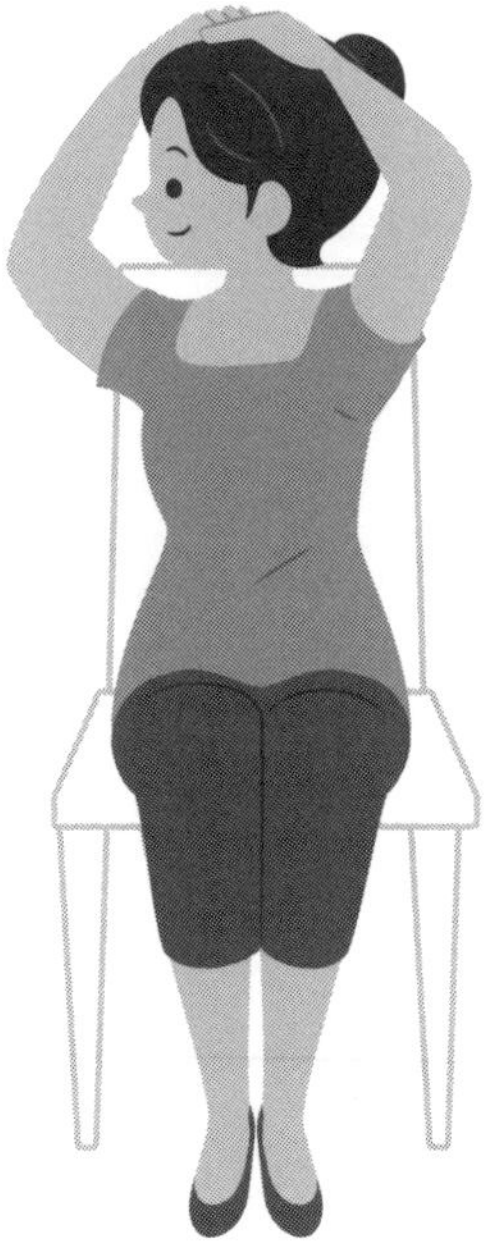

両手を頭の上で組み、息を吐きながら上体を右にねじって3秒キープします。からだを正面に戻して、息を吐きながら上体を左にねじって3秒キープ。目標3往復。

「ひざたたき」からのストレッチ②

座ったままでつま先・かかと伸びあがり

ふくらはぎとすねの筋肉をほぐすストレッチです。

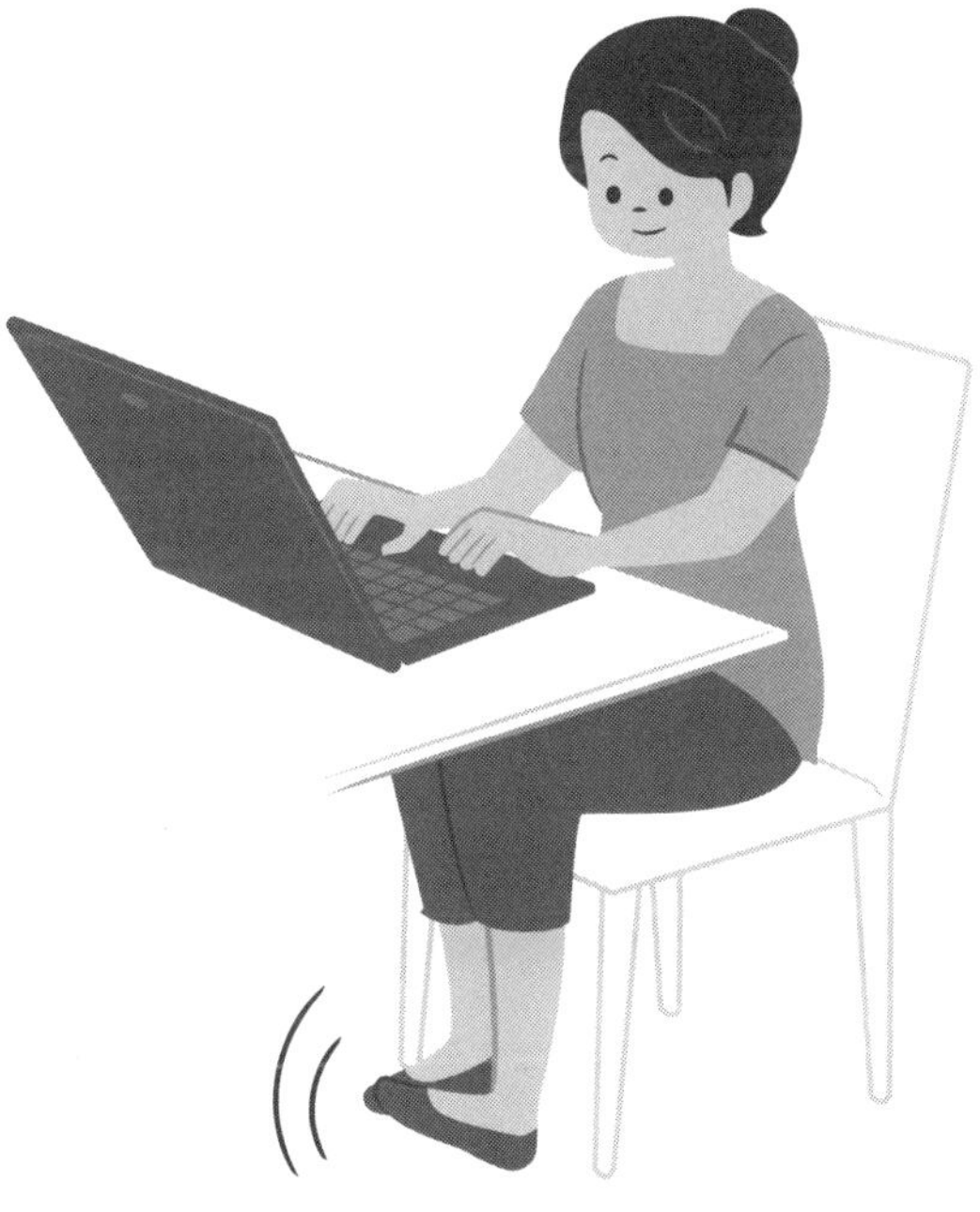

かかとをつけたまま、ゆっくり足先を上げて2～3秒キープします。次につま先をついて、ゆっくりかかとを上げて2～3秒キープ。目標3往復。

「足踏みトントン」からのストレッチ①

全身伸ばし

全身を伸ばすストレッチです。

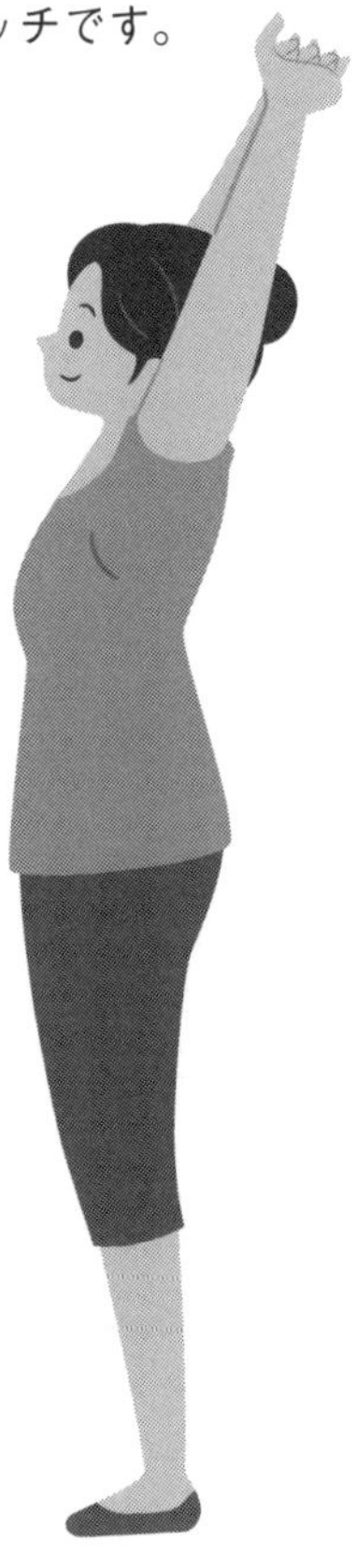

頭の上で手を組んで、そのまま腕を天井に突き上げながらゆっくり背伸びします。5秒キープしたら腕の力を抜きます。目標3回。これだけで血液の循環がよくなってすっきりします。

「足踏みトントン」からのストレッチ②

ふくらはぎのストレッチ

ふくらはぎをほぐすストレッチです。

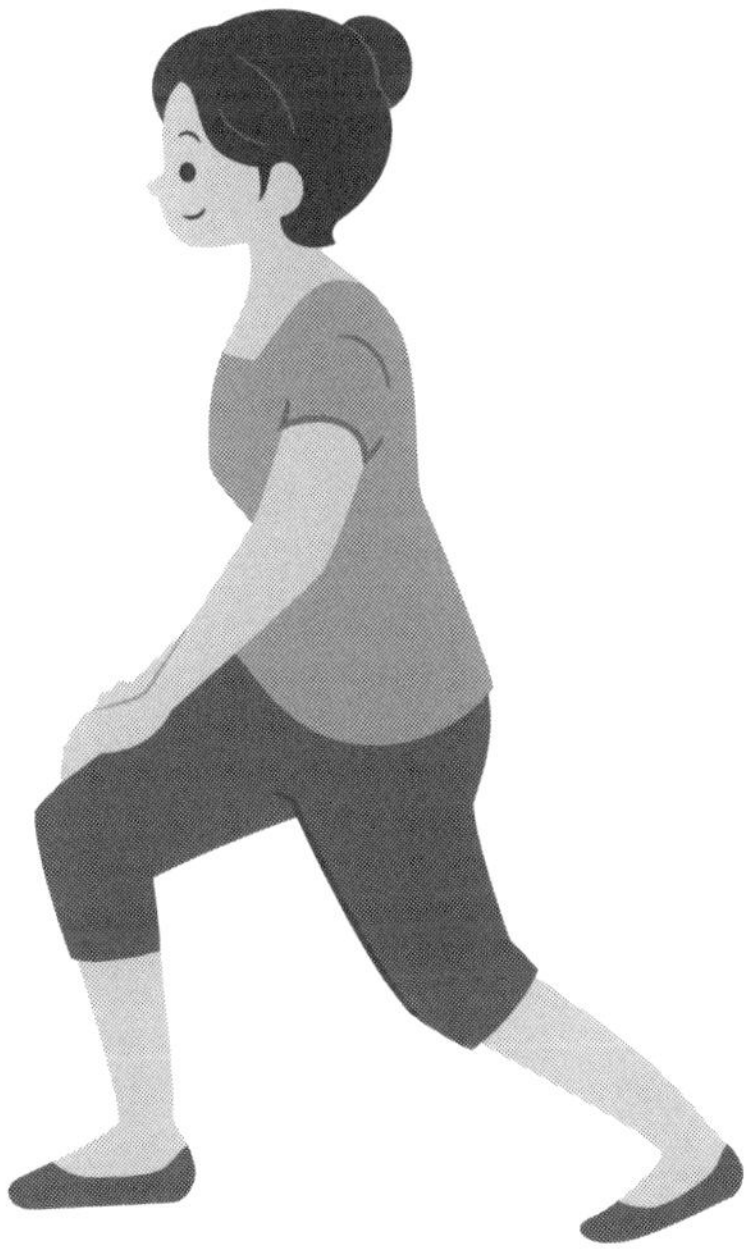

立った状態から片方の足を後ろに引き、かかとを床につけたまま、前に体重を乗せて10秒キープします。次に引く足を替えて、同じように10秒キープ。目標3回。

おわりに

本書を読んでいただき、ありがとうございました。最後に、私がこの「ひざたたき」に込めた思いをお伝えします。

私が整形外科を目指すことに決めたのは、医学生時代のことです。医師のタイプは大きく2つに分けられます。ひとつは、人の命を救い生命を延ばす医師。もうひとつは、その人の人生が豊かになるようにサポートする医師。

学生時代の私の頭に浮かんだのは、患者さまの人生をサポートする医師の姿でした。それを実現するために、立つ、座る、歩くなど、社会生活を快適に送る基本機能の治療技術が学べる整形外科を選ぶことにしたのです。

整形外科医になってからの私は、怪我や事故などで失われた体の機能を、より早く、なるべく後遺症を残さず治すことに向き合ってきました。ただ、理想としている「患者さまの人生をサポートする」には、どうしてもクリアしなければならない課題がありました。

それは、加齢による機能の衰えを防ぐことです。

骨粗しょう症や変形性関節症などの治療に取り組むようになって、その必要性をあらためて強く感じました。そして、発症してからでは遅いことにも気づかされました。予防医学でなければ、できないことがあるのです。

加齢によって体が徐々に機能を失っていくことを予防し、いつまでも自力で生活できる体を保つためには、骨と筋肉の質と量を維持することが必要です。

最近は、ロコモティブシンドローム（運動器症候群）やサルコペニアなどがメディアで話題になり、健康寿命を延ばすための運動や筋力トレーニング、食事、生活習慣などが盛んに提案されています。

ところが実際には、予防のための運動や健康法をしっかり継続できる人は多くありません。いつまでも健康でいたいと願う人はたくさんいますが、まだ健康なうちに予防に取り組むのは、意外と難しいのです。


特に見落としてしまいがちなのが、骨の健康です。

みなさんも、若々しさを維持するために、筋肉のほうを意識されていたのではないでしょうか。もしかすると、シワやシミのほうが気になっている人が多いかもしれません。もちろん、どちらも大切な要素であることは間違いありません。

しかし、まずは骨なのです。

骨が弱くなったら、筋肉を強くしたくても、運動ができなくなります。転倒して骨折すると、運動どころか日常動作にさえ不自由さを感じるようになります。どんなにシワやシミがなくなったとしても、背中や腰が曲がっていては、とても若々しいとはいえません。

何歳になっても、背すじを伸ばして、颯爽と歩く。そういう体を保つことができれば、いつまでも人生を楽しく過ごすことができるはずです。

そのためにも、骨づくりを活発にして、しかも若返りホルモンの分泌させる「ひざたたき」を、みなさんの習慣のひとつにしていただけるとうれしい限りです。

最後に私の執筆を支えてくださった、株式会社アスコムの皆様、洗川様にこの場を借りて感謝を申し上げます。

光伸メディカルクリニック院長　中村光伸

参考文献

(＊1)David T. Neal, Wendy Wood, and Deffrey M. Quinn, 2006, “Habits -- A repeat performance”, Current Directions in Psychological Science, 15(4), pp. 198-202

(＊2)Phillippa Lally, Cornelia H. M. van Jaarsveld, Henry W. W. Potts, Jane Wardle,2010,"How are habits formed: Modelling habit formation in the real world",European Journal of Social Psychology,998-1009

(＊3)Navin Kaushal, Ryan E Rhodes,2015,"Exercise habit formation in new gym members: a longitudinal study",Journal of Behavioral Medicine,38(4),652-663

(＊4)Siddarth P,Burggren AC, Eyre HA, SmallGW, Merrill DA. Sedentary behavior associatedwith reduced medial temporal lobe thickness inmiddle-aged and older adults. PLoS One. 2018 Apr12;13(4):e0195549.

(＊5)van der Ploeg HP, Chey T, Korda RJ, Banks E,Bauman A. Sitting time and all-cause mortality riskin 222497 Australian adults. Arch Intern Med. 2012Mar 26;172(6):494-500.

(＊6)JAXAウェブサイト「健康管理と病気の予防に役立つ宇宙医学」: https://www.jaxa.jp/article/special/experiment/ohshima01_j.html

(＊7) 内藤健二,鳥居俊,堀之内徹,奥野景介,2003,"男子大学生競泳選手の骨密度と体格の関係",Japanese Journal of Sciences in Swimming and Water Exercise.

(＊8) 竹田秀," 特集　肥満・やせと骨・カルシウム代謝",CLINICAL CALCIUM vol.28 no.7,2018

(＊9)Altan Rentsendorj, KoenRaedschelders, et al,"Osteopontin depletion in macrophages perturbs proteostasis via regulating UCHL1-UPS axis and mitochondria-mediated apoptosis.",Frontiers in immunology.2023:14:1155935.pii:1155935.

(＊10) 金沢一平,杉本利嗣,島根大学医学部内科学講座内科学第一,"連載第20回骨代謝・骨免疫糖尿病と骨代謝"

(＊11)Chang Shan,Deng Zhang et al.,"Osteocalcin ameliorates cognitive dysfunctions in a mouse model of Alzheimer's Disease by reducing amyloid β burden and upregulating glycolysis in neuroglia",Cell death discovery.2023 Feb 06;9(1);46.pii:46.

(＊12) 竹田秀," 特集　骨と多臓器の連関制御（オステオネットワーク）巻頭言～骨と多臓器の連関制御～",CLINICAL CALCIUM vol.26 no.8,2016(https://webview.isho.jp/journal/detail/pdf/10.20837/4201608007)

(＊13) 田中清1,2,青未空3,桑原晶子4,1神戸学院大学 栄養学部，2静岡県立総合病院 リサーチサポートセンター，3大阪樟蔭女子大学 健康栄養学部，4大阪府立大学地域保健学域 総合リハビリテーション学類 栄養療法学専攻,“納豆摂取と骨折リスク”,ビタミン 95(9): 413-415, 2021.

(＊14)Yoneda Pde P,Biancolin SE,Gomes MS,Miot HA.,“Association between skin thickness and bone density in adult women.”,An Bras Dermatol. 2011 Sep-Oct;86(5):878-84.

(＊15)Robert B. Shaw Jr., MD; Evan B. Katzel, MD;Peter F.Koltz,MD;David M. Kahn,MD;Edward J. Puzas,PhD;and Howard N.Langstein,MD,"Facial Bone Density: Effects of Aging and Impact on Facial Rejuvenation",Aesthetic Surgery Journal 2012Nov,32(8)937–942

(＊16)Kuroda T, Onoe Y, Yoshikata R, Ohta H," 日本の若年女性における朝食欠食と骨密度の関係", Asia Pac J Clin Nutr 22:583-589,2013

中村 光伸
（なかむら・こうしん）


光伸メディカルクリニック院長。医学博士。整形外科医の知見から、注目を集める若返りホルモン「オステオカルシン」の研究を進め、骨の強化と全身の機能回復を両立する「ひざたたき」を考案。

整形外科から美容外科、美容皮膚科、リハビリテーション科まで幅広く診療し、若々しい体を取り戻す「リバースエイジング」の専門家として「ソレダメ！」（テレビ東京）、『ハルメク』『毎日が発見』『家庭画報』『anan』『美ST』などメディア出演多数。

日本整形外科学会認定医。日本体育協会公認スポーツドクター。日本抗加齢学会認定医。

ひざたたき
世界一かんたんな健康法

発行日　2023年7月26日　第1刷

著者　中村光伸

本書プロジェクトチーム
編集統括　柿内尚文
編集担当　中山景
編集協力　洗川俊一
カバー・本文イラスト　フクイヒロシ
デザイン　山之口正和＋齋藤友貴（OKIKATA）
DTP　藤田ひかる（ユニオンワークス）
校正　荒井よし子
協力　株式会社メディカルライン

営業統括　丸山敏生
営業推進　増尾友裕、綱脇愛、桐山敦子、相澤いづみ、寺内未来子
販売促進　池田孝一郎、石井耕平、熊切絵理、菊山清佳、山口瑞穂、吉村寿美子、矢橋寛子、遠藤真知子、森田真紀、氏家和佳子
プロモーション　山田美恵、山口朋枝
講演・マネジメント事業　斎藤和佳、志水公美

編集　小林英史、栗田亘、村上芳子、大住兼正、菊地貴広、山田吉之、大西志帆、福田麻衣
メディア開発　池田剛、中村悟志、長野太介、入江翔子
管理部　早坂裕子、生越こずえ、本間美咲、金井昭彦
マネジメント　坂下毅
発行人　高橋克佳

発行所　株式会社アスコム

〒105-0003
東京都港区西新橋2-23-1　3東洋海事ビル
編集局　TEL：03-5425-6627
営業局　TEL：03-5425-6626　FAX：03-5425-6770

印刷・製本　中央精版印刷株式会社

Printed in Japan ISBN 978-4-7762-1294-2

本書は2019年11月に弊社より刊行された『医者が考案した骨粗しょう症を防ぐ1分間骨たたき』を改題し、加筆修正したものです。